L'ACCOMPAGNÉE

Respecter la fin de vie avec les soins palliatifs

Éthique et pratique médicale

fondée par Richard Moreau

Collection dirigée par Roger Teyssou

La collection « Éthique et pratique médicale » est une tribune qui permet à tous les acteurs du monde de la santé, professionnels, enseignants, administrateurs, économistes et patients d'exposer leurs opinions, de décrire leur expérience et de proposer des solutions aux problèmes posés par une profession en pleine mutation, et ce en toute indépendance et en conformité avec la déontologie et les bonnes pratiques médicales.

Dernières parutions

Éric BASEILHAC, *Mythologie du médicament*, 2024.
Mohamed Naceur KRIFI, *L'Homo-cobayeur. Expérimentations médicales* in*humaines*, 2024.
Olivier NKULU KABAMBA, *Le cancer et la sorcellerie. Narration d'un malentendu étiologique et clinique en médecine*, 2024.
Jacques JAUME et Nathalie RIVIÈRE, *Voyage au cœur du deuil,* 2023.
Michel BOLLA, *Cancer et parcours de soins, L'odyssée du malade*, 2023.
Olivier NKULU KABAMBA, *La réflexivité dans la relation soignant-soigné. Un regard éthique sur l'empathie*, 2023.
Marc BAUDET, Catherine DAUGAREIL, *Comprendre pour mieux prévenir les maladies cardio-vasculaires. Mieux vaut prévenir que guérir*, 2023.
Padrig MAHE, *Vers un mieux-vivre en EHPAD, Guide pratique pour déployer une Offre d'Activités et d'Animations (OAA)*, 2023.
Jacques MORNAT, *Presque tout sur la médecine en France. Pour mieux comprendre le système de santé*, 2023.
Michel BOURIN, *Faire face au polyhandicap*, 2023.
Dr Pierre MESTOUDJIAN, *La méthode facile pour arrêter de fumer du jour au lendemain, Le nouvel antidote du tabac*, 2023.
Thibaut COUSSENS-BARRE, *La patrimonialisation des collections d'échantillons biologiques*, 2022.

Jacques Jaume
Nathalie Rivière

L'ACCOMPAGNÉE

Respecter la fin de vie avec les soins palliatifs

L'Harmattan

Des mêmes auteurs chez l'éditeur

Jacques Jaume, *La douleur*, 2022
Jacques Jaume et Nathalie Rivière, *Voyage au cœur du deuil*, 2023
Jacques Jaume et Nathalie Rivière, *Ces deuils dont on ne parle pas : les deuils anténataux*, 2023

5-7, rue de l'École-Polytechnique, 75005 Paris
http://www.editions-harmattan.fr
ISBN : 978-2-336-46352-0
EAN : 9782336463520

Avertissement

Le Docteur Jacques JAUME et Nathalie RIVIÈRE dans ce livre ont choisi de faire s'exprimer Madame Desfontaines et le Docteur L'Ange.

Bien que les personnages soient fictifs, le ressenti, le vécu et la technique thérapeutique s'appuient sur une réalité des ressentis et du vécu.

Les personnages et les situations de ce récit étant purement fictifs, toute ressemblance avec des personnes ou des situations existantes ou ayant existé ne peut être que fortuite.

PRÉFACE

Le Docteur L'Ange et l'une de ses patientes nous donnent encore l'occasion de nous plonger dans l'intimité du drame de la condition humaine : la finitude.

Dans un précédent ouvrage *Voyage au cœur du deuil*, ils abordaient et traitaient un deuil avéré.

Mme Desruisseaux était en deuil et, devant cette souffrance, elle venait consulter et être accompagnée par le Docteur L'Ange.

Avec *L'accompagnée* et Mme Desfontaines, le médecin et la souffrante abordent une autre facette : l'accompagnement d'un accompagnant.

Mme Desfontaines accompagne son mari très gravement malade, vit son décès et sera plongée dans le deuil. Le Docteur L'Ange accompagne cette « accompagnante » en essayant, et il le réussit, de favoriser le métabolisme de la souffrance endurée par la fin de vie d'un conjoint et le deuil qui en découle.

L'ambiance générale de ce travail est basée sur la fin de vie de Pascal, le mari de Mme Desfontaines et sur son vécu. L'atmosphère décrite est vraiment celle d'une fin de vie à domicile. Les protagonistes, les acteurs de cet accompagnement et leur dévouement montrent bien ce qui peut se passer dans la réalité. Les descriptions, le support littéraire, les sentiments sont criants de vérité. Dans le cauchemar que pourraient évoquer ces moments, les auteurs arrivent à les transmuter en bouffées de sentiments profonds. Nous avons dans ce texte une vraie fin de vie et un vrai accompagnement dans ce que l'on appelle les soins palliatifs.

Bien qu'une préface n'en soit pas le lieu, je remercie mon confrère et sa patiente de me donner l'espace, ici, d'évoquer un élément médical que j'ai constaté et étudié et qu'il est bon de formaliser. Cet ouvrage porte magnifiquement ma réflexion que je me permets de vous livrer. Dans le texte vous trouverez un terme employé : le prédeuil. Madame Desfontaines et le docteur L'Ange l'emploient et je les remercie. C'est un vocable que j'utilise en accompagnant moi-même des personnes dans la situation de Madame Desfontaines, mais qu'en est-il ? Il m'a été donné d'être à la place du Docteur L'Ange et de suivre par mon orientation, d'évaluation et de traitement de la douleur et des soins palliatifs, des personnes accompagnant des êtres chers dans leurs derniers moments de vie. En plus de l'épuisement, de la fatigue, du désarroi, du malheur, de l'horreur qu'ils vivent, certains endurent une souffrance particulière, une ambivalence que nous allons expliquer.

Les soins palliatifs pallient aux souffrances, à la douleur et proposent un confort lorsqu'il n'y a plus de possibilités thérapeutiques curatives. Le champ des soins palliatifs ne s'intéresse pas uniquement au patient en train de mourir, il prend en compte l'environnement des personnes entourant le mourant : famille, proches, soignants…

Les proches d'un mourant sont souvent plongés dans un « désagréable » particulier, dramatique. Une aide est donc nécessaire et même indispensable pour eux et pour l'accompagnement qu'ils font, ce dont bénéficiera le mourant. Certains de ces proches se confient en décrivant un sentiment qui les trouble, on peut le découvrir si on se donne la peine de fouiller dans les dédales de leur ressenti, préférant s'oublier, mettant en avant la souffrance de leur proche mourant. Ils vivent une ambivalence dévastatrice et culpabilisante à l'extrême générant en eux un mal-être profond qui de plus excite un sentiment de responsabilité stimulant leur vigilance, produisant un état d'épuisement extrême, créant un véritable cercle vicieux qui les anéantit.

C'est peut-être ici qu'il nous faut rechercher les germes des demandes d'euthanasie de la part des proches des mourants.

Étant « accompagnants », ils n'ont pas le droit de se plaindre ou de s'arrêter. Ils doivent tenir. De plus leur vécu par rapport au « tableau » que présente leur proche mourant est minime, pensent-ils, et n'a pas lieu d'être : c'est l'enfer.

Tout vient d'une ambivalence, de *ambi* : tous les deux, et *valere* : valoir. L'ambivalence est le caractère de ce qui a deux aspects radicalement différents ou opposés.

Un exemple de ressenti d'ambivalence est d'avoir pour la même personne un sentiment d'amour et de haine à la fois. Il n'y a rien de plus atroce que de haïr quelqu'un qu'on a aimé. Cette ambivalence est le terrain de la jalousie, cette pieuvre hideuse et noire capable de tapisser et envahir l'esprit humain au point de l'annihiler et de le faire déraisonner jusqu'au crime. Qui ne comprend pas les crimes de jalousie ? On parle de crime passionnel et déjà flottent dans nos pensées un pardon, une compréhension, une cause à ses horreurs comme si on se projetait dans la situation sachant que l'on en est tous capable. Un crime passionnel semble excusable ou pratiquement excusable. La jalousie est une marée gluante de poix affective pétrifiant tout l'être et le figeant dans un ressenti insupportable où la violence et la fuite sont les deux seules possibilités de s'adapter. Le ressenti fait franchir des limites de « supportabilité », ne faisant plus concevoir aux jaloux d'autres possibilités. La jalousie se nourrit d'une ambivalence, nous sommes jaloux de personnes que nous aimons ou de ce qu'elles représentent. Dans le monde professionnel, on est jaloux de la place de l'autre et de celui qui en bénéficie, mais c'est lui qui a créé cette place et c'est sa personne qui comble cet emplacement, la nôtre correspondrait-elle à cette position ? Un artiste est jaloux de l'œuvre d'un autre, mais pourquoi ne l'a-t-il pas réalisée ? Un homme, une femme sont jaloux de leur compagnon, mais pourquoi n'ont-ils pas su le garder ? On hait ce que l'on aime dans la jalousie et ce déchirement que produit le « lacérement » de ces sentiments crée la dynamique de cette ambivalence qui nous perce au plus profond de la matrice de nos sentiments.

L'ambivalence que peuvent vivre les accompagnants comme sentiment et vécu les désespère et les détruit. Ils sont dans une situation où ils vont perdre, par la mort, un être cher, un être aimé. Leur amour ne pourra plus s'épandre par la présence de cet être primordial à leur équilibre et cet équilibre sera à jamais rompu. Cette rupture va nécessiter un effort, une contrainte pour essayer dans une dynamique de vie de retrouver un nouvel équilibre. C'est une mort à soi, c'est un arrachement sanglant détruisant à jamais ce que l'on croyait éternel, c'est le drame pur. C'est, en un mot, le deuil. Cette perte est un deuil, mais le sujet du deuil n'est pas encore mort. Il est dans une situation où il va mourir, son énergie de vie est limitée à un temps donné. Le proche est d'ores et déjà, par l'acuité de l'état de l'accompagné(e), dans un état de deuil, mais rien ne le justifie : le sujet même du deuil est encore vivant. Va se créer à l'insu du futur endeuillé une dynamique de vouloir. Si son proche décède, est mort, il pourra vivre pleinement cette sensation de deuil qui était encore injustifiée. Si son proche meurt, il sera vraiment en deuil. Il vivra une fois pour toutes ce déséquilibre décrit du deuil et pourra essayer de retrouver une entraide affective dans la démarche du « faire le deuil » qui lui servira à retrouver un nouvel équilibre où le défunt bien évidemment aura sa place, mais dans son passé. Tout est une question de temps, comme très souvent en biologie, en psychologie et en psychobiologie. Si le temps entre le ressenti du deuil, alors que le proche est toujours vivant, et le vrai deuil est court ou relativement court, le vécu désagréable ne s'amplifiera pas, il n'y aura pas d'intégration et de conscience des données précédentes. Si le temps s'allonge, tout devient différent, là, l'ambivalence va être exacerbée et son drame avec elle. Le proche vit un état de deuil sans mort et un vouloir de finitude de l'être aimé. C'est incompatible, désarmant, impensable. Il se crée un vouloir « à en finir » par un désir de précipitation de la mort de l'autre qui est-ce que l'on redoute le plus. Une ambivalence sentimentale, affective ayant deux valeurs diamétralement opposées se crée, elle va déchirer le sujet qui la vit. On peut évaluer cette analyse par deux attitudes que l'on retrouve beaucoup plus souvent, pour ne pas dire exclusivement, chez les proches et pratiquement jamais chez le patient en fin de vie : la demande d'euthanasie et la revendication d'un non-acharnement thérapeutique. « Puisque c'est de toute façon fini, autant qu'il ne souffre pas ! » sous-entendu : précipitez sa fin. « Il est inutile de le faire souffrir avec ces traitements puisque c'est fini » donc ne faites rien. Ces deux modalités de demande ont un thème central : accélérer le temps. Par la demande d'euthanasie, les proches veulent raccourcir ce temps, par le non-vouloir thérapeutique, ils veulent éviter de l'allonger. Ils s'appuient sur la souffrance et surtout sur les douleurs vécues par le patient mourant, les prenant à leur propre compte dans l'insupportable qu'elles génèrent et la responsabilité qu'ils ont du confort de leur proche. Très très rarement le mourant, lui, a ces demandes. Je ne l'ai jamais rencontré dans ma carrière au moment proche de la mort du patient. Calmé et tranquillisé, personne ne souhaite « être euthanasié » et le traitement de ce soulagement n'est jamais vécu comme de l'acharnement thérapeutique.

Le non-acharnement thérapeutique en soins palliatifs ne veut pas dire le non-soin, l'abandon de soins. Bien au contraire les soins peuvent être alors « hyperactifs » et peuvent se permettre de franchir les limites respectées en soins classiques. Il ne faut pas entamer des soins qui ne serviront en rien au confort du patient et qui ne sont pas indiqués vu l'état de son potentiel à vivre. Il n'est pas justifié de proposer d'opérer un sujet en fin de vie d'un nodule thyroïdien bénin qu'il possède depuis vingt ans. Par contre, une antibiothérapie est justifiée dans la destruction qu'elle produit du pénible aussi bien physique que relationnel. Par exemple, certains patients sentent très mauvais suite à des infections dermiques et ces mauvaises odeurs risquent d'entamer les moments d'affection de leurs proches. Il faut donc combattre ces odeurs venant d'une infection et là une antibiothérapie prend toute sa place dans le suivi en soins palliatifs.

Les proches vont donc vivre, dans la brutalité et l'absolu de leur intimité, ce déchirement provenant de l'ambivalence d'un vouloir la mort de leur proche en la redoutant par-dessus tout. Ils vivent une tempête affective qui est la clé de voûte de ces moments de grandes détresses. Ils sont les seuls coupables de cette anomalie de vouloir, créant ce paradoxe transfixiant leur existence. Cette culpabilité les taraude et les ronge, rendant juste la désignation de ces ressentis par la comparaison à une amertume buccale : « j'en ai la bouche amère », disent-ils. Ils sont seuls responsables de ce vouloir anormal et en souffrent, ne le concevant pas tout en le constatant. Ces paradoxes affectifs et de jugement contribuent fortement à leur épuisement, ce qui contradictoirement renforce leur dysfonction du vouloir. Dans cette spirale ils s'effondrent, ne pouvant même pas se confier tellement leur ambiance intérieure est impensable et préjudiciable par ce que les autres pourraient penser d'eux et par le terrible verdict de leur opinion d'eux-mêmes. Ils se cachent donc et se renferment, exacerbant leur inconfort. Il est fréquent de retrouver ce ressenti qui n'est pas si anormal en soi et qui permet une continuité ; si on ne le conçoit pas sur le moment on pourra l'envisager pour la suite. Il faut que l'accompagnant, le thérapeute au sens général du terme pose la question de l'existence de ce trouble qui ne se rencontre pas systématiquement, mais qui existe et griffe le sujet. Je l'ai appelé « le syndrome de l'ambivalence du prédeuil ». Certaines personnes ne le vivront jamais, d'autres le supporteront. C'est l'ambiance du révoltant de la mort qui crée cette rupture et cette ambivalence culpabilisante décrite. Le moyen d'aide se trouve dans la possibilité de se confier à quelqu'un de sûr et de compréhensible, comprenant le drame du vécu. Le soignant, le « suivant » de l'accompagnant, par ce qu'il représente et son expérience, doit préciser au sujet vivant ce trouble qu'il n'est pas le seul à l'éprouver que cela se retrouve souvent. Par ce mécanisme relationnel, c'est la culpabilité qui est entamée et diminuée puisqu'il n'est pas responsable de ce trouble que d'autres ressentent. Il s'appuie sur un mécanisme connu et reproduit qui le détache de sa personnalité propre. Par l'attaque de la culpabilité et de son énergie négative, on peut détruire l'ambivalence et rapprocher l'écart des vouloirs s'opposant ce qui diminue les tensions vécues par le sujet. Il se détend au sens vrai du terme et une relation d'aide basée sur l'empathie, la reformulation du problème et la cognition peut l'améliorer et lui faire métaboliser en grande partie le désagréable engendré. Il est mieux et peut mieux vivre les derniers moments de son proche.

Un accompagnement est nécessaire et indispensable. Il aide le proche et par là même le mourant. Nous sommes au cœur de la démarche des soins palliatifs. Sans trop psychiatriser, on reformule et on explique les tensions mentales et affectives créées par la situation même qui est tangente à la mort, qui est le paradoxe de la vie. Ces troubles des aidants doivent absolument être connus des soignants, vu le désarroi dangereux qu'ils vivent. Dans l'accompagnement dont vous allez prendre connaissance, Régine ne vivra que ponctuellement ce syndrome « de l'ambivalence du prédeuil ». Elle se révoltera devant une antibiothérapie qu'elle ne comprendra pas. Elle suggérera au médecin traitant une euthanasie active, mais le docteur Ledoux saura répondre aux prémices d'un prédeuil que Régine aurait pu vivre profondément, la détruisant. Pascal sera accompagné dans l'art des soins palliatifs modernes et actuels, Régine bénéficiera de l'accompagnement du docteur L'Ange qui lui fera métaboliser précocement un début de syndrome « de l'ambivalence du prédeuil » et mieux vivre son deuil accompli. Cette histoire prend vie sur une matière littéraire qui va vous émouvoir et créer en vous le drame que peuvent vivre les personnes de ce récit, c'est aussi une pédagogie. À vous de vous appuyer sur ce que vous allez ressentir et vivre pour préparer à votre tour les moments de chagrin liés à la mort de vos proches et de votre existence.

Docteur Jacques JAUME
Médecin Évaluation et Traitement de la Douleur,
Praticien de soins palliatifs,
Écrivain, essayiste et romancier

PROLOGUE

En chirurgie, dans les services, les couloirs, les salles d'attente, il se passe parfois des choses étonnantes. C'est là une bulle à part, on y vient quand plus rien d'autre n'est possible que le bistouri et les instruments tranchants. Du coup, dans ce lieu pas comme les autres, tout respire l'urgence, le point de non-retour. C'est un va-et-vient continu des chariots vers le bloc opératoire où ne pénètrent que les célébrants et les usagers de ce culte pour initiés à une liturgie plongeant dans nos profondeurs. Les opérés en sortiront forcément différents, le corps marqué, ouvert, fendu, exploré, nettoyé de ses humeurs, débarrassé de ses excroissances bénignes ou malignes, kystes, fibromes, tumeurs, de tout ce qui est inutile, douteux, pourri, mortifère. C'est le grand ménage et on ne laisse rien au hasard dans cette tuyauterie à plis et à replis, on coupe ici et là, on redresse les vices de forme, on appareille, on raccommode, on laisse aussi les choses en l'état dans les pires cas puis on recoud à petits points, la chirurgie a fait son possible, le reste est affaire de destin. Quant à ces déchets, ces champignons vénéneux qui prolifèrent et auxquels il fallait couper court, on les jette au plus vite dans les poubelles hospitalières où ils finissent par brûler et disparaître.

Visiteuse bénévole de malades hospitalisés et branchée sur une association de soins palliatifs qui me forme à ce rôle délicat où il s'agit d'être là pour être là, pas plus, mais pas moins, coincée entre les soignants et les familles, j'attends une fois encore de visiter cette vieille dame, habituée du bloc opératoire au point d'y avoir établi ses quartiers. Je lui tiens la main, règle son transistor, lui lis un poème ou garde le silence. C'est dérisoire, je suis pourtant là. Derrière la baie vitrée de la salle d'attente, les lumières de la ville allument la nuit qui tombe doucement.

Mais que se passe-t-il dans ce coin d'ombre où est assise une femme dont j'aperçois juste la manche du manteau toute mouillée de ses larmes ? Je m'approche. Nous sommes seules, elle et moi. Je me penche sur cette pleureuse solitaire. Ça coule sans bruit le long de ses joues en source intarissable, en déluge continu où elle paraît se liquéfier du dedans, se vider de sa substance, saigner en larmes. Je n'ai jamais vu pleurer ainsi et se noyer dans un tel chagrin. Cette femme ne bouge pas, garde les yeux baissés et seule frémit une incroyable chevelure rousse et frisée qui émerge de ce muet naufrage :

« Tenez… »

Je lui tends un mouchoir en papier. L'inconnue secoue ses boucles de cuivre et s'ébroue, tel un oiseau fripé sous l'averse. Elle lève sur moi des yeux de biche et soupire. J'insiste :

« Ça ne va vraiment pas ? »

Et j'apprends d'elle en mots hachés menu que son mari a un cancer du poumon, on vient de l'opérer, c'est grave et elle n'a que lui. Les gestes parfois valent mieux que les paroles ! Je lui prends la main, essuie sa manche mouillée. Il faudrait bercer cette Pietà en larmes et l'endormir comme un enfant dans ses bras.

« Écoutez… je dois vous quitter, car j'ai une malade à visiter. Voici mon numéro de téléphone, appelez-moi au besoin, même la nuit. À mon âge, on dort moins ! Votre mari vous attend, essuyez vos yeux et courez le retrouver. »

Et je poursuis :

« Je suis veuve depuis quelques années et un médecin alors m'a beaucoup aidée. Ayant tout perdu et touché le fond, grâce à son accompagnement, j'ai refait surface. Depuis ma survie a le sens que lui donne mon prochain et en particulier ceux qui souffrent. Vous avez besoin d'être aidée. Allez voir le Docteur L'Ange, il cherche à stimuler ses patients dans leur vérité, les comprendre, et pour cela, il les écoute... La douleur, toutes les douleurs... il connaît ! »

J'ai laissé là ma pleureuse inconnue et mouillée. En gagnant la chambre voisine où m'attend la vieille dame en question, j'ai entendu s'ouvrir la porte des soins intensifs, claquant des mâchoires, prête à avaler un par un ces visiteurs chaussés de plastique, aseptisés et le cœur toquant sous les blouses blanches revêtues à la hâte. Derrière cette porte c'est l'urgence des opérés du jour, de la veille ou de l'avant-veille, tous reliés à un réseau incroyable de tuyaux et d'écrans prêts à donner l'alarme. Et c'est ainsi, ce soir d'hiver, que sur la planète Chirurgie où échouent pour réparation nos humaines carrosseries, que moi, Marguerite Desruisseaux, j'ai rencontré Régine Desfontaines en larmes et faisant eau de toute part, comme un bateau qui coule.

RÉGINE

Les nuits sont difficiles depuis le retour de Pascal à la maison. Ce poumon qu'on vient de lui enlever, pourri et impropre à sa survie, ce poumon défunt l'oblige à dormir sur le dos, contrairement à ses habitudes. Côté gauche, la cicatrice est là, profonde, et le gène... côté droit, le poumon restant est à ménager. Ainsi Pascal devient-il en nocturne un gisant tout en longueur à l'image de ces personnages de pierre, dignitaires statufiés et les mains jointes. Nous partageons nos nuits depuis quarante ans. Mais désormais ce cancer avancé le cloue sur le dos et, tant qu'il ne dort pas, je partage cette posture nouvelle et son infortune est la mienne... à deux elle pèse moins lourd. Je lui tiens la main et je l'écoute respirer péniblement. Cette respiration de Pascal, saccadée, hachée en morceaux, avec des ratés, me tient en alerte, suspendue à ce souffle de vie tout en nœuds et en embrouille. C'est là un moteur emballé, un ressort affolé et qui hésite à continuer. Et quand vient la toux comme l'éruption d'un cratère, elle secoue ce gisant déjà mal en point de spasmes répétés, le déchire un peu plus, le malmène, creuse en lui des failles. Rien ne va décidément dans cette poitrine, le poumon restant, proteste, son jumeau lui manque, il s'enflamme contre le mauvais sort. Les sirops sont impuissants depuis belle lurette, les calmants poussés à l'extrême. Je me serre contre lui dans l'espoir insensé de noyer la quinte, de la réduire à merci, de lui passer mon souffle. Puis ça passe et Pascal s'endort d'un coup. Je peux alors lui tourner le dos, sombrer dans un sommeil confus d'où j'émerge, hagarde, dressée sur l'oreiller, redevenue à l'instant même en alerte, l'oreille tendue dans la nuit noire. Il respire. Le cancer c'est la malignité dans l'anarchie, le contraire de la bienveillance. Je le sens avancer dans l'ombre, il rampe et, non content d'insister, il répand son infection et la multiplie. Mais je veille. Dans la journée les choses sont différentes. On oublie les nuits difficiles, on vit, quoi ! Dès le matin je me rattache sur le visage ce masque souriant et dégagé derrière lequel se cache ma peur et se creuse mon angoisse. Il m'arrive pourtant de craquer et alors je vais sous divers prétextes me retirer dans un coin sombre. Justement l'appartement qui nous habite est plein d'ombres propices aux états d'âme et à leur intimité. Avec ses cheminées à trumeaux et ses dalles cirées, ce dédale de couloirs tournant autour des cours intérieures a tout du labyrinthe où se perdre à l'occasion et se retrouver à volonté. Derrière les hautes fenêtres, la lumière éclabousse les pierres de taille et n'entre qu'en rayons discrets, tamisés par la pénombre. La ville, elle, circule à distance, bat le rappel, fait vibrer les vitres. En dessous, au rez-de-chaussée, le magasin de musique fonctionne désormais dans d'autres mains que les nôtres. Cette retraite précipitée pour cause de maladie a des allures de mise en demeure régulée par le destin. Et cette brusque mise à pied nous désarçonne, Pascal et moi, nous piétine, rejetés des affaires courantes, réduits à nous-mêmes, affaiblis, sans autre monture que ce cancer à brider dans sa course si nous le pouvons. Ah ! me dira-t-on, ce sont des choses qui arrivent et courent les rues. Accrochez-vous et fiez-vous aux progrès étonnants de la médecine. Ces consolations-là me font l'effet d'acide versé sur une plaie ouverte, chacun ayant connu un cas semblable à celui de Pascal et s'en étant sorti vaillamment. Mais on se tait sur ceux qui en sont morts ! Et si la chimiothérapie opère des merveilles sur la malignité des choses, ça arrive, ce grand nettoyage à sa propre toxicité et le temps gagné, s'il l'est, se paie cher… très cher… trop cher ? Régine, tais-toi, tu dis des bêtises, mets-toi les poings sur la bouche pour t'empêcher de crier, rattache ton masque, sors de ton coin d'ombre au bout du couloir, redresse-toi, bats-toi, espère, ce moment noir est passé et aujourd'hui est un nouveau jour. D'ailleurs Pascal t'appelle. J'accours.

« Où étais-tu ? »

Dès que je m'éloigne, Pascal me cherche. Sans moi il est perdu, je suis sa boussole. Son impatience me harcèle, mais, si je le quitte, je m'affole et l'appartement où valsait notre jeunesse nous déborde en vieillissant. Je le regarde, mon Amour, et ce matin, il me paraît plus creux que d'habitude, rétréci, réduit à du papier mâché, les joues mauves sous la lampe. Il se voûte, paraît fondre, on voit quasiment au travers de cette poitrine qu'on vient d'ouvrir au scalpel pour en arracher d'urgence ce poumon pourri et hors d'usage.

« À quoi penses-tu ? »

Me demande-t-il, soupçonneux, inquiet, mal à l'aise ? Que répondre, sinon par une échappatoire ? Je pense à la même chose que lui et mieux vaut se taire ensemble. Le pire, c'est ce souffle qui s'essouffle au moindre mot, au moindre geste, ce souffle en signature de son mal, ce souffle auquel, je suis suspendue, comme à ma propre vie au point de cesser de respirer quand il s'arrête.

« Viens, Pascal, ma chère âme, ça va aller, je suis là, ta Régie, ta petite reine. Appuie-toi sur moi, je m'occupe du reste. Vois, la journée sera belle. Je vais t'installer au salon, près de la fenêtre, dans ce fauteuil à oreillettes que tu aimes. Tu as bu ton thé, j'ai beurré ta tartine, voici des partitions à côté de toi, des mouchoirs, une orangeade. Quelle musique veux-tu écouter ? »

Et, les choses en train, un concerto de Mozart accordé à la pureté de ce matin, je l'embrasse et me sauve pour vaquer aux affaires courantes. Pascal va mieux, mais oui, Pascal va mieux, entends-tu, Pascal va mieux.

Pourtant, en passant la porte du salon, j'aperçois, posée sur la commode et au chômage, la flûte préférée de mon berger d'Arcadie.

Il y a quarante ans de cela que nous vivons ensemble en musique et que, grâce à elle, nous nous sommes rencontrés dans la chorale paroissiale. Pascal barytonait du côté des basses et je m'envolais dans les aigus. De répétitions en concerts, nous nous sommes fréquentés, devenus, du coup, zélés aux offices, chaque occasion de nous retrouver était bonne, tant nous enchantait le plaisir délicieux de chanter ensemble. Il était beau comme un prince avec déjà ce teint pâle et les traits aigus sous les mèches brunes en désordre. Son regard ne me quittant guère, je me prenais à considérer ma rousseur et sa frisure excessive avec moins de sévérité.

« … un ange de la Renaissance… »

Assurait-il à mon égard et s'il le disait, j'étais prête à le croire ! Dans le froissement de pages des partitions, d'un choral à une cantate, de clé de fa en clé de sol, nous servant de clé des cœurs, nous nous sommes aimés. Dans les pauses des répétitions, Pascal se faufilait du dernier rang au premier, grâce à sa sveltesse étirée, et je trouvais toujours de quoi lui faire place à mon côté. On nous aurait dit cousus ensemble ! Puis nous avons voulu davantage. Abonnés aux concerts de la ville et d'un opéra à l'autre, nous avions élu domicile dans une loge pour deux assez étroite pour que nos chaises de velours se touchent et se frôlent nos mains comme par hasard. Pascal me raccompagnait ensuite, mais ce parcours n'en finissait pas d'aller de mon côté, d'obliquer vers le sien, de me ramener vers le mien, se quitter à l'évidence était difficile et hésiter délicieux. Un tel accord tonal nous a conduits finalement au mariage pour toujours, une chose, à nos yeux, allant de soi. Le berger d'Arcadie épousait sa bergère et, le soir même, la portait dans ses bras, rousse et menue, jusqu'au seuil de cet appartement qui nous habite encore au-dessus de ce magasin de musique reçu en héritage et en cadeau de noces… de quoi rester dans la note !

Devenus commerçants et tenant pignon sur rue, il a fallu toucher terre sans trop déchanter, et vendre de la musique sans cesser d'en vivre. Mais si le fils Desfontaines reprenait l'affaire familiale, c'était surtout en mélomane, il n'en démordait pas. À vendre des guitares, des saxophones et des clarinettes, cet héritier d'une lignée mercantile honorable, Pascal découvrait les instruments, autrement qu'à distance, les ayant, si j'ose dire, à portée. Et l'envie lui a pris alors d'en jouer et de les faire entendre. Des années de solfège, de chorale et de musicalité l'ont aidé à passer à l'acte. Acculé à un choix drastique, il s'est décidé finalement pour la flûte, toutes les flûtes, droites, à bec, traversière et piccolo, poussant même jusqu'à la trompette, la marine exceptée, pour faire bonne mesure. De mon côté je me suis remise au piano et à l'occasion au clavecin… à lui les vents et les cuivres, à moi les claviers, l'essentiel restant de jouer ensemble. Notre vie commerçante en a été transformée et notre clientèle stimulée par tant de musique ambiante est devenue mélomane à des degrés divers. Du coup le magasin de famille, autrefois plutôt tranquille et somnolent, a tourné à l'auditorium permanent débordant de notes et d'arpèges sur le trottoir même, la porte grande ouverte, avec effet de contagion sur les boutiques voisines, chacune s'étant dotée d'un instrument quelconque. C'était à qui pincerait des cordes ou soufflerait dans un tuyau d'occasion. Le marchand de glace passait le temps avec un harmonica, l'épicier du coin ne se lassait pas de sa boîte à musique, le tapissier clouait ses fauteuils en cadence et les passants, pris dans cette folie sonore jaillissant sur chaque seuil, marquaient le pas, pour un peu ils auraient dansé ! Dans le magasin Desfontaines, c'était la fête de la musique jour après jour. Sous prétexte de vérifier l'état de ses instruments avant de les vendre, Pascal, affleurant une corde par ci, enfonçant une touche par là, mettait, dans son ardeur, tout un orchestre en mouvement. Et chez lui tout respirait la musique, les mèches en liberté, les doigts voltigeant, le pied battant, ses joues pâles gonflées d'air, les lèvres pincées, le corps entier prêt à tous les accords. Ainsi transfiguré et devant les clients fascinés, le vendeur se saisissait-il d'une trompette échouée là et en tirait une longue phrase allant du grave à l'aigu et s'achevant en sourdine. On avait garde alors de l'interrompre, les achats prévus mis de côté, c'est un public, un auditoire, qui l'entourait. Au fait, l'enseigne du magasin Desfontaines était passée, par nos soins, de « Musicales », jugée trop plate, à celle, plus suggestive, de « Au berger d'Arcadie ». Il a fallu malgré tout redescendre sur terre et lester ces années folles d'un zeste de raison. Car si la musique y gagnait en propagande et en euphorie, les affaires, elles, y perdaient, la clientèle assiégeant les lieux sans forcément passer à la caisse. À l'invite de Pascal, les instruments passaient de main en main sans forcément s'acheter, la musique s'offrant là sur place en concerts improvisés, Pascal allant jusqu'à prêter à certains une clarinette ou un tuba dont ils ne pouvaient absolument pas se séparer… et rapporté le lendemain dans le meilleur cas. Cette gestion généreuse avait des inconvénients pratiques, mais à ce train, la musique gagnait la ville, les mélomanes se multipliaient, le conservatoire débordait, cours du soir compris, chaque quartier avait son orchestre de chambre. À peine les volets du magasin Desfontaines baissés, Pascal courrait de répétitions, en réunions de l'Association Musicale dont on l'avait élu président à l'unanimité, prêchait le libre accès aux instruments sonores pour tous et finissait, de placette en placette, à minuit sonné, par jouer de la flûte au bord des fontaines, à la demande d'amateurs noctambules… et ceci jusqu'à son dernier souffle. Justement, il arrivait que le souffle lui manque. Notre berger d'Arcadie fatiguait, ce croisé des mélomanes s'essoufflait. Nous débordions de musique, mais la musique nous débordait. C'est alors que le cousin Rémi, encore un Desfontaines, est venu à la rescousse. Malgré son prénom, sur deux notes, ce Rémi-là était imperméable à toute folie ou excès, quels qu'ils soient. Non pas insensible à la musique, mais soucieux, dans le cas présent, d'une comptabilité en équilibre, d'une clientèle solvable, de commandes claires, de livraisons sans faille, de partitions dans leurs casiers et d'instruments exposés et manipulés avec modération… bref, un homme d'ordre. Devenu notre associé, célibataire et notre voisin, il nous tombait du ciel, d'autant que le cousin Rémi ne manquait pas de sens tactique et faisait la part du lion. Débarrassé des comptes, de la paperasserie des bordereaux, des soucis de stocks et autres bricoles, Pascal allait pouvoir respirer. Il projetait déjà des visites guidées du magasin Desfontaines pour les classes enfantines avec présentation des instruments… il y avait tout à faire pour la cause de la musique. Déjà il s'essoufflait vite, reposait sa trompette, un peu crispé, très pâle, délaissait la trompette, et enchaînait les bronchites. Et moi, pour seconder le cousin Rémi aux affaires, j'avais planté là piano et clavecin, et me tenais à la caisse, rendant la monnaie, l'oreille tendue aux quintes de toux qui secouaient Pascal à l'étage.

« Oui, M. Desfontaines allait bien… »

C'est ce que je répondais aux vieux clients se souvenant des concerts passés et de cette contagion à la musique… Mais je n'en croyais pas un mot ! Un peu plus tard, examens faits, le diagnostic tombait comme un couperet sur notre Arcadie et ses harmoniques. Le cancer du poumon était là et bien là. On allait devoir se battre.

Pascal ne va ni mieux ni plus mal, c'est moi qui m'enfonce. Je sombre, je perds pied, je me noie. Et je me sens si seule dans ce naufrage que la planète entière m'apparaît désertée ou du moins occupée ailleurs. Qui se soucie de moi buvant la tasse au goût amer de vinaigre et de fiel ? Je ne supporte plus rien, ni les nuits difficiles ni les jours épuisants où il faut faire semblant, raccrocher dès le matin et jusqu'au soir ce masque souriant de garde-malade optimiste alors que derrière je désespère. Et les autres ne me sont d'aucun secours, la femme de ménage me poursuit avec son balai, l'infirmière me dérange, ses soins, ses gestes professionnels, les voisins se taisent ou chuchotent devant notre porte et, quand je les croise, leur embarras me gifle. Dans notre rue, on me salue, on s'arrête, on me serre la main, demande des nouvelles.

« Merci, Monsieur Desfontaines ne va pas plus mal… merci à vous. »

Je dis le contraire de ce que je pense et je le répète à l'occasion. Les gens de rencontre, les vieux clients du magasin, n'insistent pas, ils fuient ce qui nous arrive comme si c'était contagieux… sait-on jamais ? Les cardiaques, même graves, ont leurs répits, les cancéreux, eux, ont la peste, cette peste qui gagne du terrain et joue les envahisseurs. On ne s'en débarrasse dans les meilleurs des cas qu'à l'arraché et non sans dégâts majeurs. Les savants cherchent, avancent leurs pions, mais l'ennemi en question a de la malignité à revendre. Qu'as-tu dit là, Régine ? Raccroche ton masque et va donc chez l'épicier, dont, toutes ces années, l'enseigne « À la petite Italie » a fait face à la nôtre, « Au berger d'Arcadie. » J'aimais y débarquer à l'improviste, c'était voyager sans retard au pays dont les partitions parlent la langue tant elle chante toute seule le « *andante tranquillo* », mais aussi « *cantabile, con moto sostenuto e simplicemente, molto expressivo, maestoso, quasi adagio* », et j'en passe, l'italien n'en finit pas de moduler sur les mots avant de le faire sur les notes. Mais l'épicier qui nous était familier a lui aussi pris sa retraite et avec lui la musique de notre rue autrefois si chantante est partie sur la pointe des pieds sans demander son reste. Et à quoi bon lui courir après ? Me revoilà à l'étage et chez nous puisque dehors je suis encore plus seule. Le Docteur Ledoux est là, c'est notre médecin de famille. Il connaît Pascal depuis toujours et le soigne comme un frère. De moi ce généraliste, ô combien dévoué, attend que je ne désarme pas devant le combat engagé. Pourtant ce soir il me regarde autrement et ma détresse le frappe. En me quittant, il me glisse à la porte :

« Vous avez besoin d'aide… ».

Et il est bien vrai que je peine. Rien ne va plus dans mon corps et dans ma tête, je vomis ce que j'avale en cachette, ce poumon manquant de Pascal me poursuit en rêve, je me lève la nuit et rôde dans les couloirs. Chacun de nous joue son rôle…

« Tu me sembles moins essoufflé… »

Et il répond :

« Bientôt nous ferons ceci ou cela… »

Aucun de nous n'y croit vraiment, mais c'est de bonne guerre et contre la maladie nous nous battons.

Ce soir, en vidant mes poches, j'ai mis la main sur un bout de papier froissé, oublié là depuis quelques jours. Un numéro de téléphone m'y rappelle cette Dame rencontrée en chirurgie et se souciant de mes larmes. En me quittant, elle m'a recommandé d'aller consulter un Médecin de la Douleur qui lui a été d'un grand secours au moment de son deuil. Il s'agit, à déchiffrer ce nom écrit à la hâte et qu'éclaire ma lampe, d'un certain Docteur L'Ange. Je vais y aller. Auparavant cette idée me trotte dans la tête et je mène mon enquête. Ce Docteur L'Ange est un algologue, l'algologie « évaluant et traitant la Douleur », ce qui l'a conduit, je l'apprends, à se préoccuper des fins de vie et donc des soins palliatifs les concernant. J'ouvre mon dictionnaire, on m'y précise qu'au niveau « palliatif » il ne s'agit plus de guérir, c'est devenu illusoire, plutôt de remédier, dans la mesure du possible, à ce qui ne va pas, ne va plus. C'est atténuer, de toutes les manières, les symptômes d'une affection grave et mortelle avec les douleurs qu'elle engendre. Pallier alors c'est soigner, amortir les choses, être là, accompagner quand il n'y a plus rien d'autre à faire. En bas latin c'est couvrir d'un manteau, le *pallium* étant un manteau romain d'origine grecque. Si cet algologue soigne donc les douleurs de ses patients, il s'implique aussi dans les soins palliatifs et l'accompagnement des fins de vie et des familles concernées. Dans le cas de cette Dame Desruisseaux, le Docteur L'Ange l'a accompagnée dans son deuil, l'aidant à évaluer ses pertes allant jusqu'à se perdre soi-même en plus du défunt, perdre son passé avec lui, son espace avec lui. C'est seulement après cette douloureuse descente à l'intérieur du deuil que, ayant touché le fond, il est alors possible de sortir du puits, de refaire surface et d'envisager un avenir. Madame Desruisseaux m'avait confié à ce propos, je m'en souviens :

« Sans le Docteur L'Ange, je n'aurais jamais entrepris ce Voyage. Si mon deuil reste entier, je le vis mieux et surtout autrement, avec plus de distance, de hauteur. Ce voyage-là m'a conduit finalement jusqu'à un rempart. Cet accompagnement de deuil, c'était à l'entendre du palliatif. J'en reviens à mon propre cas. M'accompagner, moi défaillante et devant accompagner mon compagnon gravement malade et en possible fin de vie, cet accompagnement d'une accompagnante, est-ce envisageable, possible, efficace ? C'est ce que je vais demander au Docteur L'Ange. Ce *pallium* de mon dictionnaire, ce manteau romain qui a donné sa racine bas latine aux soins dits palliatifs, je rêve d'en couvrir mon

Pascal de la tête aux pieds. Ce manteau, il me le faut de l'étoffe la plus fine et la plus solide à la fois pour que, dans ses plis et replis, à l'aise et à l'abri, sa toux s'émousse, son souffle s'apaise. Mais ce manteau de miséricorde, ce *pallium* palliant le corps malade, amputé et en déroute, ce manteau d'accompagnement à lui coudre sur mesure, à l'en envelopper le temps qu'il faudra pour amortir les choses, ce manteau de nécessité en couverture des ultimes douleurs, pour en recouvrir mon Pascal, j'ai besoin d'aide.

La situation de Madame Desfontaines est en place. Elle a subi et subit encore l'annonce de la maladie de son mari, ce compagnon musicien d'une vie. Elle a supporté la période médicale avec la chirurgie où nous l'avons rencontrée, le contact et les actes des autres spécialistes de ces maux. Elle suit l'évolution de son mari et cette marche l'épuise.

Bien qu'aidée de professionnels : le Docteur Ledoux et l'infirmière qu'elle jalouse et qui l'énerve, car elle a les gestes qu'il faut, elle suit son mari d'inspiration en expiration, de souffle en toux et s'épuise à son tour, voulant toujours faire bien et mieux. Son horreur, elle nous en dépeint un tableau admirable d'angoisses et de tortures affectives. Elle nous le situe dans l'écoulement de l'histoire de ce couple qui a dû tant s'aimer, nous le colore de leur passion et de cette intimité que le quotidien arrose de sa bienveillance. Elle n'en peut plus, cet accompagnement qu'elle fait doit être soutenu et ce soutien, cette aide prennent leur place dans les possibilités de suivi que peuvent présenter les soins palliatifs.

Même si, bien souvent, les familles ne sont pas au centre de ces prises en charge, les proches qui accompagnent doivent être eux aussi accompagnés c'est une approche s'inscrivant complètement dans ce que proposent, actuellement, les soins palliatifs.

Consulter le Docteur l'Ange pour mes problèmes va me conduire de surprise en surprise. Ma vie durant j'ai peu fréquenté le corps médical. Notre génération supportait ce qu'il n'allait pas, on se faisait une raison. Ce cancer de Pascal nous a immergés dans la maladie, la santé nous a quittés et la médecine reprend ses droits. Déjà cette maison grise, cette maisonnette plutôt, si discrète et sans allure tant elle garde les yeux baissés, à quelques pas du boulevard, à quelque chose de secret. La plaque médicale parle de Douleur à évaluer et à traiter. Je n'ai ni sciatique, ni rhumatisme, ni migraine, ni colique, ni mal quelconque. Mais j'ai plus que tout cela, je souffre mille morts, car mon Pascal est très malade et que je n'en peux plus. La porte s'ouvre seule si on la pousse, un doigt suffit, elle paraît m'attendre, j'ai sonné et je monte un escalier de conte de fées à la taille et à l'image de cette maison pas comme les autres. À l'étage c'est le silence sur le palier et pas le moindre secrétariat pour vous prendre en main, vous mettre en fiche, vous déshabiller déjà sur papier ou sur écran. Il n'y a personne d'autre ici, je le découvre, que ce médecin-là et ses patients. Il doit ouvrir les volets et les refermer le soir, se soucier des sonneries et répondre au téléphone, être à la fois son personnel et son propre gouvernement, gérer son cabinet enfin sans intermédiaire. La salle d'attente a quelque chose de conventuel et d'apaisant, des images sous vitre et sur les murs blanchis vous promettent, à les entendre, des merveilles, à en user plus d'acné, de migraine et de digestion difficile, des chaises paillées se reflètent dans le carrelage et, derrière la fenêtre, la ville bouge juste assez pour qu'on se sente encore sur terre, mais à distance. Il y a là, sous les poutres du plafond, un recueillement impressionnant. Et soudain je m'affole. Régine que viens-tu faire ici, sinon chercher la lune et retomber d'autant plus haut ? Et que peut pour toi ce Docteur de toutes les douleurs, te harceler, t'accabler ou te bercer de bonnes paroles ? Du coup j'ai très envie de fuir, de redescendre l'escalier sur la pointe des pieds, de tirer cette porte qui s'ouvre seule, aucune secrétaire ne t'arrêtera, ni vue ni connue. Le cœur toquant, je retourne à mon malheur, du moins le subirai-je en privé. Mais voilà le Docteur L'Ange, la main tendue et me coupant la route, la déroute plutôt, Régine, il faut y aller. Au premier coup d'œil, je prends la mesure, le pouls de ce cabinet médical où je pénètre. C'est simple, je m'y sens comme chez moi, ne jouant pas les envahisseurs, ce dont je rougirais, mais adoptant un lieu et un décor où je me reconnais culturellement. Il y a là dans cette vaste et haute pièce à la pénombre éclairée seulement par une lampe posée sur le bureau, une profusion de signes qui me parlent, gravures anciennes des monuments locaux, statuettes archaïques, icônes, madones, crèches miniatures, vitraux en rosace, piles de revues et classeurs sur étagères, fleurs séchées, poteries, plumes de paon, gros livres, serment d'Hippocrate affiché, planche anatomique incluse. Cela tient du musée et du laboratoire, allant de la caverne à la cathédrale, d'une salle d'archives au cabinet du Docteur Faust. Dans la pièce contiguë réservée aux soins, le décor ne se relâche pas, des mains s'affichent aux murs, jointes, tendues, entre récipients de collection et instruments professionnels. Enfin, la table d'examen et son paravent sont là pour recevoir ces corps qui ont mal, quelque part ou partout à la fois. Par l'œil de bœuf au-dessus de l'évier, un marronnier passe une branche amicale. Le mobilier a du style, de la patine et signe l'ensemble. Voilà un lieu qui par son contenu, cherche à faire le tour de l'Homme, dans sa globalité, se souciant pour le soigner de l'esprit comme du corps, du dedans de l'individu et du dehors, du caché et de l'apparent, de ce qui se tait et de ce qui se dit. C'est, à capter tous ces signes culturels lancés par ces objets d'art posés là en abondance sur les étagères, les murs, la cheminée et derrière les vitres des bibliothèques, visages primitifs en archétype, fragments de squelette, gravures, madones, archives, pyramides en réduction et colonnes de temple, que la médecine pratiquée ici me paraît, dans sa quête de l'Homme, faire du même coup, le tour de la question, comprendre pour aider, toucher le fond s'il le faut, s'investir avec le malade pour l'accoucher de sa vérité propre au point de le traverser de part en part là où ça ne va pas, où ça fait mal, le rejoindre enfin, dans sa plainte et, sinon le guérir, le soigner et l'entendre, surtout l'entendre. Ce tour d'horizon, ce regard d'enquêteur ne m'ont pris qu'un bref instant et j'en termine avec un fauteuil de la salle de soins ayant un linge blanc en appuie-tête. L'envie furieuse de m'y installer me prend et si je pouvais y céder je n'en bougerais plus ! Mais il est temps de passer au vif du sujet et au responsable de ce lieu étonnant. Sous la lampe et de part et d'autre de son bureau, nous nous faisons face, lui et moi. Le Docteur L'Ange ne se presse pas et ne me presse pas non plus. Il me regarde et de mon côté, je le découvre, encore jeune, les manches retroussées, barbu comme un prophète et l'œil clair derrière les lunettes. Dans un tel décor où s'affiche sur tous les tons cette quête de l'Homme nu et global dans son humaine conviction, il est illusoire d'en rester à la surface des choses. Je plonge :

« Voilà, Docteur… »

Puis je m'arrête, n'ayant pas de douleur précise à exposer à cet algologue. Que c'est difficile.

J'évoque alors cette Dame Desruisseaux rencontrée en chirurgie et, vu mon désarroi, me recommandant ce médecin l'ayant beaucoup aidée dans son deuil.

« Comment va-t-elle ? questionne-t-il. Je m'en souviens très bien… »

Et il poursuit :

« Qu'est-ce qui ne va pas et que puis-je pour vous ? »

Les vannes sont ouvertes et je nage en pleine eau. Défilent, déferlent plutôt, ce qui m'amène et me mime :

« … Pascal, son cancer du poumon et la gravité de son état, l'opération récente, ce poumon enlevé, la toux, l'essoufflement et, tant que j'y suis, la retraite abordée, le magasin de musique en d'autres mains, la maladie en pain quotidien, nos instruments abandonnés, sa flûte à lui, mon piano à moi, notre rue éteinte avec nos lampions, la déroute quoi, mon épuisement et la mort au bout du chemin, possible, probable, certaine, et dans quelles douleurs ? »

Je m'arrête à bout de souffle. Le Docteur L'Ange pose quelques questions…

« … des enfants ? »

« Non, nous n'avons pas d'enfants… »

Je n'en dis pas plus, ça me bouleverse trop encore à mon âge.

« Des amis ? »

La plupart s'éloignent, les retraités voyagent, la maladie enfin fait peur aux bien-portants, fait le vide. Le quartier nous oublie, nos vieux clients vont ailleurs et Pascal ne joue plus de la flûte.

« Vous êtes très seule… »

Cela m'est dit avec douceur, touchant là un point sensible, douloureux, sans appuyer cependant. Mon consultant reprend :

« Vous souffrez de solitude… et vous avez besoin d'aide. Votre présent est pénible et votre futur deuil le sera. Il vous faut en ce moment un espace de liberté où pouvoir parler de votre vécu difficile et le faire en vérité, dans le secret et l'intimité… un poumon de quoi respirer, si j’ose cette image, comprenez-vous ? Cet espace de liberté privé qui vous est si nécessaire, je peux vous y accompagner, Madame, vous qui accompagnez votre mari dans sa fin de vie. Et cela, c’est du palliatif. Mais ne vous méprenez pas. Ce poumon privé de quoi pallier la maladie et la fin de vie de votre mari, ce poumon palliatif, s’il vous aide, ne vous laissera guère souffler, exigeant de vous d’aller au fond des choses, de s’en tenir à la vérité de votre vécu, de votre couple, de votre histoire, à savoir enfin que vivre c’est mourir un jour. »

J’ai quitté le Docteur L’Ange aussi étonnant que son décor dont il est le responsable et le maître d’œuvre. Cette quête de l’Homme sous toutes ses formes, art, philosophie et mystique mêlés, affiche l’exigence de sa médecine, elle signe à la fois ses idéaux et sa culture. Ce n’est pas là un étalage de collectionneur, plutôt un grand jeu de pistes et de repères pour les malades passant par-là, chacun avec sa douleur. Dans ce musée-laboratoire qu’est ce cabinet médical, pas comme les autres, s’explore l’Individu et se soigne ses plaies. Ce décor fléché est tout un programme. J’avoue avoir été sensible à une telle atmosphère et mes questions ont reçu une réponse. Oui j’ai grand besoin d’aide, oui je suis si seule dans l’épreuve qu’il me faut un espace où pouvoir reprendre souffle en privé, oui, ce Docteur Douleur peut m’accompagner dans la fin de vie de Pascal, cet accompagnement de mon accompagnement c’est, à l’entendre, du palliatif. Mon vécu, j’en suis prévenue, y sera traité dans la vérité crue et nue. Je veux bien essayer, car je souffre trop. Me retirer dans les coins d’ombre de l’appartement ne suffit plus. Où que je me cache et fuis, la toux de Pascal me poursuit et son souffle court me coupe la respiration. Je souffre de ce qu’il souffre, je souffre de mon côté et à côté de lui, je souffre le présent, je souffre à l’avance l’avenir, je souffre de jour et de nuit. Serai-je capable de me livrer sans réserve à cet espace de vérité, moi qui aime l'ombre et ses mystères, je ne sais trop ? Mais Pascal a besoin de moi et cela seul compte. Que le Docteur L'Ange m'accompagne, je le veux bien et m'y engage, toutes craintes confondues, lui qui soigne à mains nues, en explorateur de toute douleur. Et que, palliatif, palliant ce que je souffre et vais souffrir, sa médecine de miséricorde me recouvre de son grand manteau.

« Je souffre et vais souffrir... » voilà le mot et la vérité de Régine : je souffre.

Oh ! Elle n'a pas de douleurs d'hypernociception, terme employé en algologie pour définir les douleurs qui meurtrissent notre corps et stimulent une partie de notre système nerveux qui ne sert qu'à avoir mal et dénommé en neuroanatomie : « les voies et centres de la douleur ».

Elle n'a pas de douleurs neurogènes, c'est-à-dire des douleurs produites par une pathologie agressant l'intimité du système nerveux.

Elle n'a pas de douleurs psychogènes qui sont des algies induites par une problématique plus « psy » comme on aime à raccourcir actuellement.

Elle souffre dans l'ensemble de son corps, de son âme, de son histoire passée, présente et future. Son âme, cette entité qu'il n'est plus de mise d'évoquer en médecine moderne, reléguée au grenier, qui renferme les sottises d'antan. Son âme, cette chose qui renferme, qui est faite de tout ce qui est humain : la peur, la joie, l'amour, l'altruisme, l'angoisse, la perte, l'espérance, la foi, la croyance, tous ces mots qui n'ont plus de sens, ne pénétrant pas la nouvelle anatomie du vécu et de la conscience de l'homme que sont psychologie, psychanalyse, comportement, neuroscience, et qu'il faut bien connaître et admettre pour aider et comprendre les malades. Mais tout de même, ce concept de nos ancêtres et de nos anciens : l'âme, répond bien à ce mot souffrance par son unicité. En face de cette explosion de l'être qu'est la souffrance, l'âme cherche à s'unifier, en face du vertige de sa dislocation.

Ce mot « âme » prend racine dans le latin géniteur de notre vocabulaire et désignant un souffle, anima*, une vie. Ce principe de vie, de mouvement et de pensée de l'homme répond à ce qu'il ressent dans sa conscience et dans son être, dans cet unique, se dissolvant dans la souffrance pour la détruire.*

Nous, soignants, ne devrions-nous pas plus souvent y revenir pour être en phase avec ceux qui nous appellent, répondant plus à leurs plaintes et à leurs demandes qu'avec les étiquettes d'angoisse, de dépression et de stress. Bien sûr dans les traités, les encyclopédies médicales ce mot n'aurait pas sa place, mais en face d'hommes et de femmes souffrants ne révèle-t-il pas plus encore notre compréhension de leur malheur ? C'est une question qu'il faut nous poser, nous soignants certains de notre savoir et de nos compétences et d'autant plus dans le domaine des soins palliatifs où « être l'humain » prend et envahit toutes ces dimensions. Nous qui accompagnons ceux qui vont expirer de ce souffle de vie, rendre l'âme.

Me revoilà chez nous. L'infirmière repart, la femme de ménage aussi et Pascal s'est endormi dans le fauteuil à oreillettes, Mozart ne chante plus sur platine, le jour tombe dans les bras de la nuit et moi avec.

« Vous êtes très seule… »

Vient de me dire le Docteur L'Ange et cela sonne dans ma tête comme un refrain. Soudain je la respire, cette solitude, je la palpe, elle me sort de la peau, me coule dessus, me submerge.

« C'est vrai que je suis seule… »

Seule, seule, ça résonne dans les couloirs et me revient dessus. Je ne tiens plus la caisse du magasin de musique, au rez-de-chaussée, je reste à l'étage, plus de va-et-vient entre boutique et appartement, de clinc clinc à répétition de la porte sur la rue poussée par les clients mélomanes avec des bouffées de l'air du dehors, plus de remue-ménage des instruments de musique, passant de main en main, de note en touche et de touche en corde, plus de reflets de cuivre dans les glaces ou l'acajou des violons, plus de cris de trompette, de flûte, de hautbois, et enfin plus de Pascal en chef d'orchestre. Du coup notre rue fait silence, je ne l'entends plus bouger et j'y circule en fantôme. Le quartier ne me reconnaît plus et aux halles je me sens étrangère. La ville même a changé ou bien c'est moi qui ne suis plus sur sa longueur d'onde. Seule, seule aussi suis-je désarmée dans cet appartement où Pascal passe à mon bras du lit au fauteuil et du fauteuil au lit, ménageant ses forces pour survivre, concentré sur la lutte engagée plutôt que sur mes états d'âme. Et seule je reste aux commandes, de notre équipage en panne, gérant les urgences, les comptes du ménage, les démarches, les papiers, visitée seulement par le Docteur Ledoux. La retraite est là, mais la maladie nous cloue sur place, nous isole, nous traque et nous a rendus insulaires.

« Des enfants ? … »

A demandé le Docteur L'Ange. Et j'ai répondu :

« Nous n'avons pas d'enfants… »

Enfant, c'est là un mot que je ne prononce jamais, je l'ai banni de mon vocabulaire et j'ai dû me l'arracher de la bouche. « Pas d'enfants… » avec la vieillesse en route et ce cancer à l'œuvre, ce « pas d'enfants… » sonne plus creux que jamais, fait le vide et nous laisse singulièrement démunis à la fin de nos vies.

Enceinte à vingt-cinq ans, il y a quarante ans de cela, j'ai perdu le bébé que je portais dès le deuxième mois de la grossesse. Perdu est le mot juste tant cette pousse de vie s'est perdue à peine semée, germée, réduite à sa promesse, bourgeon qui ne sera jamais fruit ni même fleur, dont je ne connaîtrai jamais le goût, l'odeur et le visage. Cette graine de vie a coulé de mon corps comme un essai non transformé, une hâte d'en finir qui m'a laissée dévastée. Et j'ai tenu rigueur à ce ventre incapable de garder notre bébé jusqu'à son terme, de le retenir, coupable en cela d'immaturité. Plus jamais la vie ne repoussera dans mon ventre, malgré les traitements suivis et les spécialistes consultés. La nature décidément nous refusant la parenté, l'adoption d'un enfant ne nous a pas branchés, nous serions tout l'un pour l'autre et la musique serait notre foyer. N'empêche ! Ce « pas d'enfants… » m'a vidée quelque part et si le temps passé a amorti les choses, mon corps a gardé en creux cette petite graine qui n'a pas mûri au grand jour. Seule tu es donc, Régine, et sans postérité, et seule encore bien plus quand Pascal aura fini de respirer, lui qui contient à mes yeux le monde entier… seule alors avec ce reste de toi-même.

Seul : c'est un autre cri que celui de la souffrance.

C'est cette incompréhension de croire que nous sommes les seuls à « Être ». Être seul, c'est vouloir aimer et ne pas pouvoir, s'oublier pour ne plus exister et laisser le sentiment d'aimer à notre place. Nous le sommes tous, seuls, cherchant un « autre » comprenant notre intimité sans le besoin d'explication. Être seul, c'est crier ce besoin d'exister alors que tout se fait comme si on était oublié.

Cette solitude, les patients et les accompagnants la subissent au même titre que les soignants. Les soins et l'empathie veulent que le thérapeute, dans son art, soit conscient et fasse tout ce qui est possible pour que

« l'aidé » la ressente moins même si lui l'aidant sent souvent cette morsure cruelle de cette implacable solitude.

Parfois, quand c'est possible, je sors à la sauvette et je gagne en voisine ce que j'appelle mon jardin secret. C'est tout simplement le jardin public, accessible à tous et dont chacun peut user en jardin privé sans en avoir le souci domestique, où l'on reste libre d'aller ici ou là à sa guise, d'ignorer les passants ou de les saluer, d'échapper à la ville sans pour cela la quitter, de goûter la nature en résumé et entre parenthèses, bref d'allée en allée, de pouvoir ne serait-ce qu'un moment s'échapper. Ce jardin à portée de main me reçoit à ses heures et m'offre ce qu'on peut attendre d'un jardin public, la grille aux barreaux à pointes dorées, des pelouses et de grands marronniers, des volées de marche pour accéder aux terrasses et un ensemble de bancs, balustres, vases et statuaire en pierre restée claire grâce à la pure lumière de ce pays. Ce sont là mes Champs-Élysées, un jardin de rêve à l'écart de tout. Je dépose mon fardeau à la grille, secoue de mes épaules cette tension accablante, monte doucement de marche en marche pour prendre de la hauteur, redescends, tourne dans les allées de sable, rejoins enfin cette fontaine dont l'eau qui coule me lave de tout ce qui n'est pas elle. Assise sur un banc proche, je la regarde se répandre d'une vasque à l'autre avec des perles usées qui glissent dans un bruit de source. Plus de temps ni de contretemps, de contrainte ni de malheur, cette eau courante, cette eau chantante les emporte avec elle. Et voilà qu'à l'écouter les choses changent, Pascal ne tousse plus, ne s'essouffle plus, son poumon respire, le cancer se noie dans cette eau sans pareille à laquelle on ne résiste pas, j'entends déjà mon berger d'Arcadie rejouer de la flûte et demain nous partons pour l'Italie. Mais les jardins publics ferment leurs grilles, ils ont malgré tout leurs limites. Il est temps de rentrer et de quitter ma fontaine. Le seuil à peine franchi, il me revient à l'esprit la pharmacie où courir, les remèdes de Pascal, une longue liste, et les commandes à reprendre de notre bateau en difficulté. Ainsi vivons-nous, Pascal et moi, avec la maladie, elle est un tiers entre-nous, nous colle à la peau et nous impose ses lois. Chaque jour notre ménage à trois défile les soins, les remèdes, les toilettes, les gestes appropriés dans une liturgie dont le corps de Pascal est l'objet et la victime à la fois. Ce corps de Pascal, il s'allonge, il s'allonge à s'étirer, sous la pression, il se creuse, il se creuse à s'épuiser dans les assauts répétés de l'adversaire. Et ce corps tant aimé, qui a été, quarante ans durant, ma joie en ce monde, si je le tiens dans mes bras, une quinte de toux le secoue et nous sépare, me voilà garde-malade et plus amoureuse, la maladie se glisse entre nous et garde la place. Ce cancer décidément pourrit tout et jusqu'à nos gestes les plus simples. Je lui tiens les mains et il me quitte pour changer de position, rien ne va dans ce corps en déroute. Je lance :

« Ça va aller… »

Comme je jetterai une bouée et me réponds un pauvre soupir. Lecture, disque, conversation, tisane, potage l'insupportent, le fatiguent. Pascal se bat contre cet ennemi tenace qui gagne du terrain et je m'échoue, impuissante, désespérée, au bord de son lit, enragée de ce combat entre le loup et l'agneau.

Mon malade endormi pour un moment, je m'enfuis dans l'appartement, je circule de pièce en pièce, les larmes contenues fondent enfin, ce chagrin gelé à force d'être refoulé à coup de poing coule sur les dalles, mouille le mobilier, pleut à verse et me laisse trempée sous les pleurs. Allez, Régine, sèche-toi, va t'occuper du courrier, du linge et du prochain repas, la tuyauterie a un problème, tu attends le plombier, un appartement comme le nôtre, s'il a du style, ne manque pas de handicap. À deux on s'en accommodé, seule, c'est la panique. « Seule… », justement. La maladie a fait de ce lieu un « Château au bois dormant » dont le prince ne se remet pas, pris de langueur. Plus de trompette ni de trombone, ses instruments ont perdu le souffle, comme lui, même sa flûte, et c'est le silence. Ici chaque chose reste à sa place, le fauteuil à oreillettes devant la fenêtre du salon, les rideaux bien tirés, et pas de petits-enfants pour mener le jeu. Les occupants de l'immeuble passent à pas feutrés derrière notre porte et chuchotent. On sait que Monsieur Desfontaines est très malade. Le temps est suspendu, la vie un goutte à goutte… et jusqu'à quand ? Et pourtant, ce soir, Pascal se sent un peu mieux et me demande :

« Joue-moi quelque chose… »

Je me mets au piano, délaissé comme le reste… et c'est, andante, la « Sonate au clair de lune », que nous aimons. Je collectionne les fausses notes, mais c'est sans importance. Il est là, il m'écoute, c'est l'essentiel. Mon Prince au bois dormant se réveille un moment.

Je me retrouve en face du Docteur L'Ange, décidée à poursuivre nos entretiens palliatifs d'accompagnement, tant est grand mon besoin d'aide. La première surprise passée de ce lieu étonnant et de son occupant non moins étonnant, je me laisse aller à l'accoutumance. Ces yeux si clairs qui me regardent derrière les lunettes, ces yeux de source qui m'écoutent, je m'y reflète et ne peux qu'y être vraie.

« Comment allez-vous ? »

« Pascal a toussé toute la nuit, ce matin il avait de la fièvre, le Docteur Ledoux est venu, l'a trouvé affaibli. Comment je vais ? Mal, Docteur, s'il va mal, et la planète peut bien tourner, je ne respire plus quand Pascal perd le souffle et je respire de nouveau s'il reste avec nous. Comment je vais, Docteur, de jour je m'accroche et la nuit seulement je rends les armes, je me lève, joue au fantôme, cherche dans les coins ce poumon perdu et aussi un poumon de rechange pour relayer le restant qui s'épuise. Car c'est pourri là-dedans, Docteur, ça n'en peut plus, ça rend gorge, cette toux me déchire et, pour tenir le coup, je dois recoller les morceaux. Autour de nous, entre retraités, on voyage, on bridge, on joue au golf, on suit des cours culturels. Et nous restons, lui et moi, cloués sur notre croix par faute de cancer. Je précise, Docteur, pour clore ce réquisitoire, que Pascal, ô ironie du sort, n'a jamais, jamais, jamais fumé quelque tabac que ce soit. »

Le Docteur L'Ange m'a écoutée sans me lâcher des yeux, recevant ma plainte en pleine face, la supportant sans dérobade et je lui en sais gré. Et voilà que je l'entends me demander :

« Qu'est-ce qui vous passionne dans la vie ? »

J'avoue que cette question me laisse interdite :

« Ce qui me passionne, Docteur, mais c'est Pascal et encore Pascal… »

« Oui, mais en dehors de lui et de votre couple… »

Bon, cela doit relever de la stratégie d'accompagnement. Mon Mentor cherche à me situer et à profiler mon devenir.

« Eh bien, si je passe aux aveux, je vous dirai tout de go que je viens d'Italie, native de Parme, le pays du jambon, des violettes et du parmesan, d'un baptistère roman octogonal très connu, d'une ville de l'Émilie-Romagne, chef-lieu de province, qu'aima Stendhal et où il séjourna. »

Mon origine dévoilée explique au Docteur L'Ange ce brin d'accent qui m'est resté et la chose le fait sourire. Je poursuis :

« Ce qui me passionne et ce que m'a soufflé l'Italie et les circonstances, c'est un goût effréné pour les beaux-arts, les arts plastiques, j'entends. Mes parents tenaient une librairie à Parme et j'ai vécu dans les livres, les livres d'art en particulier. Je me cachais derrière eux dans un coin de la boutique. Déjà je dessinais ce que j'admirais des grands peintres, je semais sur papier des cohortes d'anges, des Madones, des saints auréolés. Les lignes pures de paysages d'Italie me ravissaient et surtout la qualité de la lumière que je m'acharnais à rendre au crayon, au fusain, à l'encre, à la sanguine, ce que j'avais à portée de la main. Aller au musée c'était plonger dans la beauté et j'en partais toujours la dernière. Puis mes parents se sont installés dans le sud de la France, il y a eu une autre librairie, des études d'art, bien sûr, et à la chorale paroissiale, Pascal Desfontaines et Régine Gabrielli. Je passais dans les rangs de la musique sans pour autant oublier l'Italie. »

En me quittant, le Docteur L'Ange remarque :

« Vous êtes bien avec l'Italie. »

« Vous êtes bien avec l'Italie », il faut comme l'a constaté Régine stimuler pour surprendre. Cette surprise en accompagnement crée un soubresaut d'évaluation que va générer l'accompagné. Il faut, de plus, colorer, parfumer cette surprise pour qu'un regard sur lui-même se fasse, en l'occurrence un centre d'intérêt autre que le malade accompagné et la peine destructrice que cet accompagnement procure.

L'accompagnant prend conscience que cette peine peut être fendillée et même brisée, qu'une mémorisation, une narration ou une confidence peuvent engendrer une discontinuité de cette peine qui n'est donc pas une chape indestructible. Un léger espoir peut naître dans le résultat de cette stratégie, un espoir évidemment d'adaptation à un mal-être profond et durable autant que durant. C'est un moyen de soulager et de préparer des « lieux » de refuge affectif propices à la continuité de l'accompagnant et des terreurs qu'il va vivre et qui le paralysent.

Sur le chemin du retour voilà une phrase qui m'accompagne, me suit et me précède à la fois, un pas en arrière vers mes racines, un pas en avant pour profiler un avenir à envisager, une plongée intime, un état des lieux, en somme, de cette accompagnée en mal d'accompagnement.

« Vous êtes bien avec l'Italie… »

À répondre à cette question du Docteur L'Ange sur ce qui me passionne dans ma vie personnelle, mon origine m'est remontée soudain aux lèvres comme un coup de sang. Je lui ai alors décliné mon identité et défilé tout à trac, son contenu pêle-mêle, Parme et ses jambons, violettes au parmesan, son baptistère octogonal et les livres d'art de la librairie familiale, sans oublier Stendhal et sa chartreuse. Et cette bouffée identitaire a réveillé en moi ce que quarante ans en France ont recouvert de sa houppelande. Passées les Alpes avec parenté et bagages, Régine Gabrielli est tombée sans tarder dans les bras de Pascal Desfontaines, Juliette sans drame rejoignant son Roméo, proche cousin de la famille latine, et Pascal valait bien à mes yeux toutes les violettes de Parme, que dis-je, éclipsait à lui seul l'entièreté de l'Italie. Quoique, quoique, à bien y songer, je me souviens. À repasser les Alpes à la soixantaine, pas question de polémique, et de céder au jeu inepte des comparaisons. Donne-t-on des notes à Notre-Dame de Paris et à la basilique Saint-Marc ? Toutes deux relèvent de culture et de décor différents et sont incomparables. Je me refuse à pencher pour le Nord contre le Sud ou le contraire. Qu'on me laisse revenir à mes sources sans gâter mon plaisir, boire à la source de mon pays, respirer son odeur, contempler ses œuvres, écouter sa musique et la regarder dans les yeux. Mon Italie, c'est d'abord Parme, je ne suis pas une touriste, mais une Parmesane, c'est là mon cocon et mon musée à la fois. Ce chef-lieu de province de l'Émilie-Romagne, situé en bordure des Apennins et sur les rives d'un affluent du Pô, a des charmes tranquilles où poussaient des racines, des vignes tout autour, des ormes et du blé, un passé ducal et une école de peinture d'un certain maniérisme illustré par Le Corrège. Si je ferme les yeux et m'éloigne des guides touristiques, je revois le Duomo, la cathédrale, en briques d'un rose passé, ses trois étages de galeries à colonnettes, son porche surmonté d'une loggia et le campanile, sur le côté. Avec le baptistère sur la même place et les palais proches, c'est là un ensemble d'une grande homogénéité et le musée de mes origines. Ce baptistère roman en marbre rose et de plan octogonal, je l'ai fréquenté enfant puis demoiselle avec l'assiduité d'une amoureuse tant il m'enchantait en livre d'images faisant autour de moi et sous sa voûte nervurée une ronde, en fresques et en statues, de saints, d'anges, de mois et de saisons. Il est le chef-d'œuvre de Benedetto Antelami et un admirable exemple de la transition entre l'art roman et l'art gothique italien. J'allais de niche en niche dans ce polygone à seize côtés avec galeries superposées et je tournais de scène en scène jusqu'à en avoir le vertige, du dragon de Saint-Georges à la harpe de David. Au fil des fresques des mois et des saisons, je passais ainsi des semailles aux moissons, l'art s'accordant sous mes yeux avec la nature. Ce baptistère était ma maison et aussi mon école, un livre d'images aux feuilles de couleur et de pierre où la beauté s'apprend, où le goût se forme, où s'affine en soi la vision des choses. De retour dans la librairie familiale, retirée dans les coins sombres, je feuilletais d'autres livres, je cherchais d'autres œuvres et sur le papier je copiais les grands maîtres. C'est dans ce bouillon de culture au jour le jour et ce musée à ciel ouvert que j'ai vécu l'Italie. Le sacré y est si mêlé au profane que la nature s'y retrouve. Cette romanité à la courbe romane croit au ciel et aux saints, mais retombe sur ses pieds sans perdre la tête. L'art ici reste un plaisir des sens et Régine, si on s'y laisser aller sans chercher l'impossible, quelle fête ! Ainsi Parme, c'est boire à la source et son baptistère m'a baptisée dans l'art en même temps que dans la religion, l'un épousant l'autre et faisant ensemble bon ménage sans besoin de remise en cause du contenu reçu en héritage, inné plutôt qu'acquis, allant de soi. C'est cela, je suppose, en ce qui me concerne, être mélomane, goûteuse d'art à la source et catholique à l'italienne.

Chemin faisant et dans ma tête j'ai repassé les Alpes une fois encore et retrouvé ce pays d'adoption que j'ai épousé avec Pascal. Mais je reste un moment éblouie par le pays d'où je viens, cette Italie sans couture ni exclusive, jadis romaine, puis romane, classique, là-bas baroque et si civilisée, d'une cité à une autre, d'un palais à un campanile, d'un cloître à une coupole. Au cours des siècles les Germains et les Francs et les autres sont descendus vers elle comme à une source d'eau vive.

Dès le seuil de notre porte, la maladie est là, elle m'attend, postée en rappel à l'ordre, je respire son odeur fade de médicament, son ombre me recouvre et m'accompagne jusqu'à Pascal en pleine crise d'essoufflement et crachant son poumon restant en petits morceaux. Et tout bascule, il n'y a plus d'Italie, de Parme et même de baptistère. C'est ici que je vis, avec Pascal et sa maladie. Je le regarde et soudain je le vois tel qu'il est, écroulé dans le fauteuil à oreillettes, un gisant au faciès violet, les narines pincées, les joues creuses, le souffle court. À force d'être là près de lui, jour et nuit, je m'y étais habituée, si proche, à en respirer et inspirer à son rythme, suspendue à ce poumon malade dont je reçois la vie, la sienne donc la mienne, par à-coups, hachée, débitée, à bout de souffle. Et à le voir ainsi en pleine déroute et dans cet état, à le tenir à bout de bras et à quelque distance, mes illusions se perdent, me quittent, tombent de moi goutte à goutte, me vident de mon sang, de mon air, me livrent au désespoir.

« Pascal, ce n'est pas possible, prends-moi un poumon, je te le donne, il est à toi, nous avons tout partagé, toujours, ne reste pas seul à souffrir, je suis là, respire avec moi, respire… »

Il a fini par s'endormir contre mon épaule. Je ne bouge plus. Le bonheur à deux, quand on l'a dans les mains, et qu'il dure, j'entends ce bonheur conjugal décidé à durer, ce bonheur-là peut paraître à la longue normal, presque ordinaire, et on en réalise la valeur et la qualité, la hauteur et la profondeur une fois qu'il a disparu ou est menacé de disparaître. Il y a les travaux et les jours et les nuits, on s'endort ensemble, on se réveille ensemble, s'attable ensemble, faisons marcher un foyer ensemble. À ce régime on se joue au quotidien une musique de chambre, c'est la même partition, il s'agit, à deux, de rester dans le ton, de tomber d'accord malgré les fausses notes. Ce bonheur-là où, pour s'entendre, chacun se penche assez vers l'autre jusqu'à le rejoindre pour former une voûte, ce bonheur, on en vit sans y penser tant il devient à force la mesure des choses. C'est l'air qu'on respire et s'étonne-t-on de respirer le pain de ménage et le vin ordinaire ? C'est marcher du même pas, l'allonger un rien pour l'un, le raccourcir un rien pour l'autre, juste ce qu'il faut pour aller de la même allure. Ce NOUS est une entité à deux têtes où chacun a son rôle et sa fonction propres, mais ne découd pas la couture qui le relie à l'autre. Les soucis, il y en a, parfois les disputes, la vie à deux est une gageure, un défi à la facilité, le temps qui passe l'use aux entournures. Pourtant, quand le bonheur l'habite, quel trésor à se partager ! Avec la maladie ce bonheur-là a perdu des couleurs et sa santé. Nos conversations à bâtons rompus, ses quintes de toux les déchirent, Pascal a mal là où je reposais ma tête, le soir, dans notre lit, et les deux chaises de velours rouge, à l'opéra, dans la loge numéro sept, occupées par Monsieur et Madame Desfontaines, restent désormais vides de nous. L'amour est toujours là, malgré tout, même si mon Pascal n'est plus qu'une ombre.

Ce cancer de Pascal, cette horreur en marche, avec qui en parlerais-je, dans mon intimité, sinon à toi, mon cher enfant perdu, mon petit garçon de deux mois seulement de vie utérine, que je porte depuis, je dirais, en creux. Pour beaucoup de femmes une fausse couche, c'est banal, fréquent, c'est un raté, un coup pour rien et, par la suite, d'autres grossesses suivront, réussies celles-là et allant à leur terme. Dans mon cas, cette graine perdue à peine germée est restée l'unique, la seule, la vraie. Ce creux qu'elle a laissé en moi ne sera comblé par aucun plein, ce creux sans remplaçant c'est ta trace minuscule en ce monde, tout juste esquissée, mais c'est la tienne et elle m'est incorporée. Quand tu as coulé de moi comme un fruit précoce et trop vert pour la vie du dehors, j'ai maudit mon ventre incapable de t'avoir retenu et pleuré des larmes de glaires et de sang. Pascal me serrait dans ses bras, désolé, répétant que moi seule comptais pour lui. Je n'en pleurais pas moins. À l'entendre, j'étais son ange de la Renaissance, sa rose rousse de Parme, ce bébé miniature, disparu aussitôt qu'apparu, me laissant malgré tout sans contenu et orpheline. Le temps passait et tu restais l'unique, le fruit vert de notre descendance. Je fuyais les squares et les sorties d'école, les vitrines de Noël et les ours en peluche. Je ne me consolais pas de ce bébé perdu et de ce ventre déserté. Pas d'enfants, pas d'enfants, il me manquait un enfant. J'enviais, en les croisant, ces mères opulentes, grasses, rondes, avec des enfants plein les bras, leur abondance de chair me semblait favorable à cette maternité qui me fuyait. J'enrageais de ma minceur tenace, de ma taille fine qui ravissait Pascal :

« Un ange de la Renaissance… »,

répétait-il, mais les anges, eux, ne faisaient pas de bébé.

Et puis un jour, les choses ont changé. En feuilletant une fois de plus mes livres d'art, une paix soudaine m'est venue de ces Madones peintes et repeintes avec l'Enfant sur leurs genoux. Cette maternité-là me faisait du bien, ne m'écrasait pas, adoucissant ma peine, la tirant vers le haut. Ces visages-là, recueillis, ces yeux baissés ou ravis par une réalité intérieure, cette douceur bienveillante auront été thérapeutiques. Je suis restée sans enfant pour la vie, avec ce creux en moi qui dure encore. Mais j'ai cessé de me déchirer, de rendre mon ventre coupable, d'entretenir ma colère, j'ai accepté ce qui m'était arrivé. Ma peine est toujours là, mais je la vis mieux et surtout de plus haut. Et alors ce petit garçon de deux mois utérins seulement s'est mis à renaître à sa manière, hors de moi, dans une autre dimension spirituelle. Il n'était plus raté, inachevé, perdu, mais accompli ailleurs. Je ne connaîtrais jamais son visage et je ne le verrais jamais grandir. Néanmoins je le sentirais exister à part entière quelque part au paradis. Et il m'arrive de lui parler. Il ne joue pas les fantômes ou les apparitions ou encore les voix célestes. C'est seulement en moi la conviction qu'il m'écoute, mon petit garçon. Ce soir, je décroche ce téléphone secret nous reliant, lui et moi, en cas d'urgence. Je sens qu'il m'écoute, le creux laissé par son départ se remplit et me comble, le temps de la communication. Puis je raccroche et tu remontes au-dessus des nuages.

« Mon cher petit, ici, ça va mal, très mal. Ton père selon la chair, mon Pascal, j'en ai peur, est en train de mourir. Tu n'imagines pas, à la fois innocent et accompli que tu es, cette chose horrible, le cancer. Ça vous mange, ça vous pourrit l'existence et en plus, ça avance, ça gagne du terrain. Sans toi, nous n'avons pas fait une famille, mais un couple cousu ensemble tant nos liens restent serrés. Si Pascal me quitte, mon âme sœur sur terre et te rejoint là-haut, je vais être bien seule. À cette idée je m'enfonce. De te l'avoir dit, me sort la tête de l'eau.

« Tu te rappelles… »

Quand je commence ainsi c'est bon signe, Pascal a un peu de répit, la soirée sera bonne. Sur le canapé du salon nous sommes assis côte à côte et si serrés, épaule contre épaule, hanche contre hanche, mains enlacées qu'on ne passerait pas entre nous une feuille de papier. Ces deux-là, c'est NOUS cousus ensemble.

« Tu te rappelles… »

Et je raconte tout et n'importe quoi de quarante ans de vie à deux, nos voyages accompagnés du guide Michelin, ton désarroi au musée du Vatican où, à l'époque, le Discobole se perdait dans un énorme fouillis. Tu enrageais de rigueur à la française et je te répondais qu'en Italie on ne suit pas la mesure, mais sa fantaisie et la beauté y trouve finalement son compte. Les églises baroques t'horrifiaient par leur délire à volutes sans simplicité et j'y voyais un goût effréné pour le monde et sa sensualité.

« Tu te rappelles… »

Dans la loge numéro sept, à l'opéra de notre ville, au même moment, une pression de nos doigts soulignait la note, le chant, le passage en mineur, à son point sublime. Et cet accord de nous-mêmes, à la seconde près, nous remplissait de joie.

« Tu te rappelles… »

Et Pascal sourit, ce qui est devenu rare. Il sourit et tout s'éclaire autour de lui, jusque dans les coins d'ombre. Dehors c'est la nuit, mais ici il fait jour. Pascal sourit. Et alors j'aperçois la maladie qui se sauve sur la pointe des pieds et passe la porte, gagne les ténèbres extérieures, va rôder du côté des misères humaines, de l'usure, de vices de forme, des ratés, de mauvais germes. Elle reviendra, elle est tenace, d'ailleurs Pascal se remet à tousser. N'empêche, un moment tout s'est éclairé.

Les bêtes pleurent, crient, gémissent, les hommes aussi, le sourire, lui, est humain. Soudain il se passe quelque chose et, sous le coup d'une émotion, les lèvres se relèvent, des fossettes piquent les joues, les yeux s'éclairent, le nez remue, tout le visage frissonne, se réveille, s'anime. C'est comme la rosée du matin après la sueur de la nuit, un rafraîchissement des traits grâce à un frémissement intérieur. On sourit pour mille raisons, par gaieté pure, devant la beauté des choses, à l'annonce d'une bonne nouvelle, par surprise, par sympathie, par attendrissement, à ressentir du plaisir, retrouver ceux qu'on aime, se souvenir. Il y a des sourires tristes, mélancoliques, ironiques, dangereux, des sourires mouillés de larmes essuyées, ou qu'on n'attendait plus.

Pascal, lui, sourit en prenant sa flûte, tel un enfant dans ses bras. Il ne peut plus en jouer, le souffle lui manque, mais, à la toucher, il se souvient et son visage s'illumine. C'est un changement radical, affaissé, il se relève, ses traits se reconstruisent, ses lèvres revivent, c'est un embrasement, de mauve son teint rosit, ses yeux reprennent couleur. Et le sourire explose, l'embrase doucement comme une lueur sous la lampe et me rend ce visage malmené tel qu'il était avant la Maladie, intact, unique, le temps de respirer.

Je poursuis ces entretiens avec le Docteur L'Ange, de quoi pallier ce que je vis et supporter. Tantôt enragée de chagrin à voir l'état de Pascal, tantôt déprimée à l'extrême, fatiguée, toujours seule, je viens demander de l'aide, souffler un peu. Il me semble alors changer d'air, passer d'un espace à un autre, gagner un domaine privé où me refaire, avec quelqu'un pour m'écouter. Ici je ne me cache plus dans les coins d'ombre quand je « craque », ici je pleure à visage découvert, je décroche le masque et dépose les armes de la garde-malade. Ici je n'ai plus à me boucher les oreilles pour fuir cette toux horrible me poursuivant de pièce en pièce et de couloir en couloir. Ici je peux parler de ce qui ne va pas et de ce que je vis.

Aujourd'hui je pose une question relevant de ma manière personnelle de fonctionner. Pascal n'est plus en mesure de tout partager, il mène son propre combat, je l'assiste et, pour le reste, je suis seule. La maladie, je le répète, est en tiers entre nous.

« Docteur, il m'arrive de parler à cet enfant que j'ai perdu en fausse couche, à deux mois et demi. Je lui parle comme si lui seul pouvait m'entendre et me comprendre. Est-ce normal ? »

« Comment le vivez-vous ? Racontez-moi… »

« Eh bien, en cas d'urgence, de moment sensible, quand j'ai le cœur gros ou un peu de temps libre, je décroche, pour lui parler, ce fil invisible qui nous relie et nous laisse branchés, lui et moi. Je n'ai pas connu son visage en ce monde, ni son corps, ni son caractère, je ne l'ai pas vu grandir, il est parti trop tôt, inachevé, mais s'est accompli là-haut, au-dessus des nuages. Et je m'adresse à cet être spirituel, semé en moi par Pascal, germé en moi et jailli de là à son heure jusque dans la vie éternelle. Donc, je lui parle en secret et sans paroles, je dirai d'un langage de l'âme. Il ne joue ni les fantômes, ni les apparitions, ni les voix célestes, il m'écoute, je le sens, je le sais, au bien qu'il me fait. Comprenez-vous ? »

« Tout à fait… »,

me répond doucement le Docteur L'Ange, et il poursuit :

« Cette fausse couche, voyez-vous, vous a fait vivre une série de deuils qu'il est bon de regarder en face pour les dépasser, une grossesse interrompue très vite, cruelle déception, promesse non tenue, un enfant perdu avec la culpabilité qu'un tel échec peut engendrer et plus d'enfants ensuite pour le remplacer, d'où les deuils successifs d'une absence d'enfants dans le passé, le présent et l'avenir, autant de pertes et de douleurs.

« Ah ! Docteur, vous touchez là un point sensible, de quoi réveiller ma peine. J'ai eu si mal alors, cet enfant coulait de moi dans le sang et les contractions comme si son heure à lui était venue et non la mienne. Il m'a fallu accepter le vide qu'il laissait en moi et son accomplissement hors de moi, accoucher en somme et l'inhumer à la fois. »

« Madame Desfontaines, vous n'êtes pas là pour vous cacher dans l'ombre, mais pour être vraie et si possible être mieux. Je ne peux vous y aider qu'en vous comprenant et vous accompagner seulement dans une relation profonde. »

« C'est d'accord, Docteur, c'est le contrat, j'y suis, j'y reste. Voyez-vous, cet enfant perdu et jamais remplacé, l'art, une fois de plus, avec le temps, m'a tenue par la main. Ces Madones de mes livres d'art m'ont apaisée et désarmé ma colère. Je n'en veux plus à ce ventre incapable d'avoir gardé ce bébé minuscule. L'Enfant, sur les genoux de ces Madones, serait donné au monde. À ma petite place et sans comparaison aucune, je ne pouvais pas faire moins ! ».

Et je reviens à ma question :

« Parler de cet enfant d'en haut est-ce normal ? »

« Oui, c'est normal »,

répond le Docteur L'Ange poursuivant :

« Peu de patients nous le demandent et se confient, mais beaucoup d'endeuillés parlent à leurs défunts avec l'intime conviction que la mort n'est pas la fin de tout, sinon pourquoi s'adresseraient-ils à eux comme vivant ailleurs ? Voilà qui dépasse de loin toute polémique. Parler à ses morts, ce que vous faites, c'est décrocher ce fil invisible et se brancher sur ce sacré en dedans et en dehors de nous à la fois. En ce qui vous concerne, vous avez comblé cette perte d'enfant en la spiritualisant selon votre culture. Et je suis là pour vous aider, corps et âme inclus, si vous le rendez possible, dans ce que vous vivez et ce qui vous attend. »

Il est un fait que beaucoup de personnes en deuil « invoquent » leurs défunts, c'est un mot que j'emploie volontiers pour mieux l'expliquer par la suite. Intimement, ils leur parlent, ils se confient, demandent de l'aide, marchandent, supplient, remplissent ainsi leur solitude.

Il faut que le médecin ose et affronte la question. Il doit interroger l'endeuillé pour qu'il se réveille puis ressente dans la normalité. Lorsqu'on pose la question et le médecin est mal à l'aise de le faire, on est surpris du taux de réponses positives.

Cette « communication » normale est très bien transcrite et évoquée par Madame Desfontaines.

Bien sûr il faut diagnostiquer les délires et recadrer les spectres en analysant sémantiquement et sémiologiquement le « contact ». Il est vrai que beaucoup de personnes parlent à leurs morts. Comme les gens priants, le regard fixe, le visage arrêté, seul le bout des lèvres tremble dans leurs paroles. Il est réconfortant pour les souffrants du deuil de pouvoir en parler.

Accompagner les accompagnants qui accompagnent leur compagnon de vie et de fin de vie et du même coup se laisser accompagner par un tel accompagnant sans qu'il accompagne celui que vous accompagnez, n'est-ce pas, au fond, une opération de survie, une course de relais où se passer la douleur de main en main et ainsi la partager, la rendant plus supportable et dans les meilleurs cas, la dépasser.

Voilà Pascal hospitalisé à nouveau pour un état général aggravé et je retrouve cette bulle étanche où l'on entre seulement en urgence ou par nécessité. Une fois de plus j'avance dans les couloirs avec les visiteurs, des inconnus, certes, des frères aussi dans la mesure où nous partageons ce lieu, frontière, aux portes de la vie et de la mort. Aussi n'avons-nous plus le même air que dehors, le même teint, le même pas ? Et aux heures de visite, nous marchons en procession, les uns derrière les autres, en silence ou à voix chuchotante, déjà pris en main par l'hôpital, tous revêtus des blouses blanches invisibles à l'égal des desservants d'un tel lieu. Chacun va voir son malade avec des fleurs et des douceurs dérisoires. J'apporte à Pascal des livres qu'il ne lira sans doute pas et un bouquet de violettes. Avant d'arriver jusqu'à lui et en passant de porte en porte je pense à tous ces corps hospitalisés, en état criant de maladie et prenant la parole. Ces corps qui ont, au fil des jours ordinaires, développé, supporté ou ignoré leur mal, s'exposent là, allongés, dans leur vérité crue et nue. Plus question de se taire, de sauver la face, le corps reprend ses droits, c'est l'estomac noué, l'occlusion intestinale, le poumon à bout de souffle. Et on va se pencher sur ce corps et se soucier enfin de lui sans rien ménager, le traverser de part en part, l'ouvrir, enlever ci et rajouter ça, découper, déboucher, raccommoder, bref, prendre en compte ce qu'il a à dire. Il s'en sortira ou ne s'en relèvera pas, traînera des pieds et reviendra, n'empêche l'hôpital est passé par là.

Je ressors parfois des heures de visite en ayant trouvé Pascal mieux et je me prends à espérer. J'en ressors aussi en larmes, laissant derrière moi un Pascal inerte, gommé par la maladie, quasiment invisible sous les draps. Et je fuis à toutes jambes ce fantôme en route vers un ailleurs où je ne serai pas.

À ce régime qui dure et perdure avec ses hauts et ses bas, je mène une double vie, en visite à l'hôpital auprès de Pascal, selon son état et ce qu'on lui fait, et en dehors de là, en solo dans ma vie à vivre de mon côté, sans lui, sans nous. C'est là une vie coupée en deux, tranchée en deux dans le vif d'un couple qui s'est jusque-là très peu quitté, par goût, par choix et selon les circonstances. Lui au comptoir, moi à la caisse du magasin de musique et de famille, commerçants, mélomanes, mais attachés aux contraintes mercantiles, on ne voyait pas l'un sans l'autre. Et, les volets rabattus, le soir, sur les vitrines, nous montions ensemble à notre appartement ou courrions à la loge numéro sept de l'opéra local pour occuper ces deux chaises de velours rouge et nous presser la main au moment sublime. En ces temps hospitaliers Pascal est d'un côté et je suis de l'autre, je le visite et je m'en vais et lui reste où il est, on le soigne à ma place, je me retrouve dehors et à moi seule de vivre ma vie.

L'appartement me reçoit par le vide et l'obscurité, il n'a même plus cette odeur familière de pharmacie et de verveine, il sent autrement, il respire autrement. Les choses sont restées à la même place, les parapluies, les écharpes à l'entrée, les coussins sur le canapé et le fauteuil à oreillettes près de la fenêtre. En mon absence aucun livre ne s'est ouvert, aucun rideau ne s'est tiré. Si je veux réveiller ce lieu qui dort, c'est à moi d'intervenir, de faire les gestes nécessaires, d'allumer les lampes, de remplir la bouilloire si je veux du thé, de mettre en marche un appareil quelconque pour casser le silence. Personne ne va se soucier de l'état dans lequel je rentre au logis, personne ne m'écoutera raconter ma journée, ne me rejoindra à la cuisine, ne me suivra de pièce en pièce me lançant des :

« figure-toi… », des « à propos… »,

Personne, au fond, avec qui partager. Car si je mets un disque, je serai seule à l'écouter, si je referme un livre, à qui en parlerai-je, si je prépare un plat, ma bouche en aura seule le goût et si je me couche, mon corps se perdra dans notre lit. Mes parents sont décédés, il n'y a plus de librairie Gabrielli d'un côté ou de l'autre des Alpes et j'étais leur fille unique. Parme, le baptistère, Pascal a tout emporté. Cette ville où j'habite c'est la sienne et sans lui je ne la sens plus bouger.

Cette double vie, j'y reviens, me laisse une part de liberté en dehors des heures de visite et Pascal est vite fatigué, heureux de me voir et soulagé que je reparte. Ce temps libre forcé, cette parenthèse vacante dans la vie ordinaire, qu'en faire ? Je n'ai pas l'habitude. Me reposer ? J'en ai besoin, mais l'appartement n'est plus à ma taille, il est trop grand pour moi, j'y flotte, j'y tourne en rond.

Alors je sors. Nos amis communs téléphonent, m'invitent, leurs maisons sont pleines de petits-enfants et je les évite. Je préfère marcher, marcher, aller voir couler ma fontaine, au jardin public, monter et descendre les escaliers à balustres, cela me rappelle le jardin ducal de Parme. Je suis les statues à la trace, les encercle, en explore le profil contre les arbres, jouis de leurs volumes dans l'espace, joue avec elles, les dessine dans ma tête, les emporte avec moi, me les incorpore. Chacun a son musée secret. Il me suffit de fermer les yeux pour en ouvrir la porte et contempler au-dedans de moi ces œuvres d'art élues parmi tant d'autres et dont je ne me lasse pas. Sandro Botticelli aura enchanté ma vie. Il est la poésie même, le profane fondu dans le sacré, une grâce aérienne et des arabesques toutes de beauté. Ses Madones, ses anges, ses portraits et ses allégories sont gravés en moi, indélébiles. Il n'y manque même pas cette pointe de mélancolie dans sa Vénus qui ne la rende, aussi belle soit-elle, vulnérable. Rien de figé chez lui, tout bouge, frémit, respire, les plis et les replis, les chevelures déroulées, les regards dérobés, on rend l'âme. Mais les musées ferment leurs portes, le soir venu, comme les jardins publics. Et voilà que je frissonne sous les grands marronniers. Soudain une phrase jaillit, un cri qui me réveille.

« Oh mon pauvre Pascal ! ... »

Et deux grosses larmes me coulent sur les joues, Pascal est là-bas et moi je suis ici. Je l'ai laissé à l'hôpital dans les mains des professionnels. Les soignants, leurs machines et leurs écrans vont s'en occuper sans que j'y prenne part et, en dehors des heures de visite, je le leur abandonne, je m'en remets à eux, je lâche les rênes. Il s'endormira seul, se réveillera seul, d'autres que moi le redresseront sur ses oreillers, lui serviront potages et infusions au goût de l'hôpital et non de la maison. Pascal sera placé sur leur orbite et non sur la nôtre et, par force forcée, je le leur livre, et rends mon tablier. Car je n'ai plus rien à faire subitement et je me tiens les bras ballants, désoccupée, vide à hurler, inutile, dis-le-toi, Régine, inutile, bonne à rien, bonne au rebut, dépossédée de ton malade. Sur le chemin du retour, car il faut bien rentrer quelque part, cette vie nouvelle, insolite, cette vie coupée en deux remue dans ma tête, un morceau s'accroche à l'hôpital et l'autre continue ici et nulle part, seule, dépareillée, c'est-à-dire sans lui. Ma confusion est telle que je me cogne aux passants, bredouille une excuse et reviens sur mes pas, car j'ai raté le tournant de ma rue. Sais-je encore où j'habite ? Je retrouve l'appartement dans l'état où je l'ai laissé, son silence est si énorme que j'ouvre des armoires pour les entendre grincer, et son obscurité si noire que j'allume toutes les lampes pour la faire cesser. Je remplis la bouilloire, un bol de thé me suffira, à quoi bon de petits plats quand on est seule à les manger ?

Régine nous décrit en y mettant un goût de fiel le vertige que ressentent les familles accompagnantes quand le désœuvrement de l'inaction s'impose.

Ils accompagnent, remplissent la vie du patient, les membres des familles accompagnantes. Mais quand le patient vient à être exclu pour un problème pratique ou de soins, la vacuité de cette absence leur donne le tournis de l'inutilité et les rend impuissants. Ils se précipitent dans un vouloir agir sans avoir « quoi à agir » et cela les trouble, les rendant presque jaloux des soins des soignants dont la pratique les rend indispensables.

Régine, seul membre d'une famille accompagnante, elle, ressent de plus la morsure, la plaie de la solitude et l'angoisse de l'empreinte, la marque de Pascal qui est ailleurs préfigurant en elle son devenir.

Pourtant, les jours suivants, ma double vie s'organise. Entre les visites répétées à l'hôpital où Pascal est exploré selon les dernières techniques, je m'occupe, à remplir ce temps de liberté qui m'est donné. Je fais une cure de cinéma, rattrapant le temps perdu ou gagné à autre chose, défilant les vieux films et les nouveaux, me surprenant à rire aux larmes par moments, à me laisser prendre au jeu. J'en ressors aérée, comme après un voyage, la tête ailleurs, des images pleins les yeux pour des histoires différentes de la mienne. Mais le bât blesse quelque part. De film en film, il m'a manqué ce pied gauche de Pascal passé habituellement autour de mon pied droit. C'est ainsi que nous nous tenons dans les salles obscures, enchevêtrés des mains et des chevilles, jusqu'à faire de nous ce corps d'un couple conjugal cousu ensemble. Ah ! Pascal, sans toi, dehors ou dedans, je me sens nue et dépouillée à mourir. Dans cette vie où je joue ma partition en soliste, je n'ai plus d'horaires, d'emploi du temps, de repère quelconque. Je sors tôt ou je rentre tard, qu'importe, personne ne m'attend. Je ne vais plus aux Halles, mon frigidaire est vide quasiment, j'ai mes habitudes dans un petit restaurant du quartier, car ma cuisine est au chômage et mon soutien lui est acquis. Les librairies me supportent, j'y passe des heures à feuilleter des livres d'art, retombant en enfance au souvenir de Parme. Avec tout ça dont je profite à moitié seulement, il m'arrive de crier :

« Stop… on ne joue plus ! ».

Et alors je me vois telle que je suis, telle que je me cache plutôt derrière cette double vie que je mène, courant à l'hôpital en visiteuse tolérée, Pascal en d'autres mains que les miennes, courant ensuite après une liberté plutôt embarrassante et que je m'enrage à remplir comme le tonneau des Danaïdes. Oui, je suis libre de mon temps, c'est la retraite sans frein ni handicap, ses loisirs organisés ou non, les concerts, les conférences. Mais j'ai beau promener mes vacances, ça sonne faux, ça résonne creux, ça reste vide. Certes, je ne suis plus garde-malade et l'appartement ne sent plus la pharmacie, je ne marche plus sur la pointe des pieds pour ne pas réveiller Pascal et je claque des talons, je ne cuisine plus guère, on se lasse des restaurants, je lis tard sans contrainte, sans peur de déranger, car, dans mon lit, je suis seule. Je peux bien décrocher la lune, elle ne vaut pas Pascal !

Néanmoins, ce retour prochain de Pascal, une fois lâché par l'hôpital, je l'attends plus que tout, c'en sera fini, de cette double vie supportée grâce à son caractère provisoire, je retomberai à l'endroit et non à l'envers, dans le droit fil de la conjugalité. Ce retour, donc, je l'attends non sans qu'il ne me pose des questions. Dans quel état va être Pascal, les médecins ne me cachent pas la gravité de son cancer, comment vais-je le récupérer ? À la seule idée de ces quintes de toux me suivant de pièce en pièce, j'ai envie de me boucher les oreilles, de ce souffle court et embarrassé auquel je me suspens, inspirant, respirant quand il respire, je m'oppresse à l'avance. Ce qui m'attend me fait peur et à la fois je repousse de toutes mes forces la possibilité d'en être déchargée. C'est à moi d'accompagner Pascal jusqu'au bout. Que dis-tu là, Régine ? ...

« Jusqu'au bout... »

Voilà un jusqu'au bout à me glacer le sang, un jusqu'au bout refoulé, nié, interdit, enfoncé à coup de pelle au plus profond de mon for intérieur, un jusqu'au bout qui me remonte des entrailles à la gorge et m'éclate dans la tête en coup de fusil. Jusqu'au bout de quoi ? ... Allez vas-y, il n'est plus temps de se cacher dans les coins d'ombre... jusqu'au bout de sa vie, car Pascal se meurt et il va mourir. Cela peut prendre du temps et tu vas être là près de lui, avec lui, jour et nuit, dans les tintements des cuillers contre les bols de tisane, les draps froissés, les « ça va aller » auxquels on ne croit plus... jour et nuit à tenir tête à la mort en marche. Et alors, moi qui tourne déjà à vide, Pascal à l'hôpital, que ferai-je de moi quand tout sera fini, sans cette moitié de moi-même emportée avec lui et même bien davantage, quarante années de vie à deux nous ayant pénétré au point d'une telle fusion ? Que restera-t-il de cette Régine mutilée, arrachée à son couple, vacante de son compagnon, en manque de sa drogue conjugale ou plutôt de son élixir ? La vie est là à vivre, vaille que vaille, Régine... et jusqu'au bout.

Me revoilà devant le Docteur L'Ange et, d'une certaine manière, devant moi-même. C'est un miroir sans tain dans lequel je me regarde et à travers lequel il me regarde. Ce regard-là va plus loin que la surface, j'y mets en jeu et à chaque fois la pulpe de mon vécu dans ce lieu où je peux respirer enfin pour mon propre compte. Et ce que je vois aujourd'hui dans ce miroir sans fard qui m'est tendu sous la lampe appelle au secours, crie l'urgence et j'en pâlis sous les taches de rousseur.

« Docteur, Pascal s'éteint peu à peu et je... »

Je m'arrête, car je m'étrangle.

« Madame Desfontaines, je suis là pour vous aider. Dites-moi tout ! »

Ce « tout » fait du bien à entendre, il permet tout, de vider son sac jusqu'au fond du fond, de le poser un moment, d'en décharger mon épaule. Je reprends :

« Docteur, ce n'est pas possible, pas possible... pas ÇA ! »

« Madame Desfontaines, vous savez que votre mari va mourir et ce ÇA, il faut vous y préparer. C'est une question de temps, plus ou moins long, mais c'est inéluctable. Vous vivez là un prédeuil où regarder cette mort en face afin, l'heure venue, de la supporter. Je comprends votre peine, elle vous arrache le cœur, ne baissez pas les bras, je le répète, préparez-vous à cette fin de vie... et à y survivre. Avez-vous de la famille ? »

« Plus de parents, pas d'enfant, ni frère ni sœur et seulement des cousins en Italie... »

« ... de la religion ? »

« Ah ! Là, Docteur, je surabonde. »

« Comment cela ? »

« Eh bien ! voyez-vous, quarante ans à la française avec un Pascal épris de musique pure et de rigueur, ne m'ont pas guérie d'un catholicisme à l'italienne qui a résisté finalement aux sirènes de la laïcité et de l'épuration. Ma religion surabonde d'ornements et d'auréoles, de rites et de signes, de tout un fatras où cultiver le meilleur et le pire, mêlant à ce point le profane au sacré qu'on peut y perdre l'essentiel. Mais les Italiens s'y retrouvent même si certains s'y refusent. Le catholicisme romain, de François d'Assise aux Borgia, nous l'avons dans le sang... et il nous colle à la peau. Et, pour ma part, je prends ma religion à pleins bras, les églises baroques, les bannières et les processions, tous les saints en gros et en détail, ces collections de Madones si épanouies, si charnelles qu'on s'y reconnaît. Je prends tout cela à bras le corps, rites, liturgie, encensoirs, litanies, formules comme autant de signes où déchiffrer le sacré. »

Le Docteur L'Ange m'a écoutée et demandé :

« Où en êtes-vous aujourd'hui ? »

« En passant les Alpes, à vingt ans, j'ai dû m'adapter et tempérer ma religion selon mon pays d'adoption. Ici les offices et les cérémonies me donnent toujours un peu l'impression d'avoir déménagé une partie du décor et de la mise en scène. Ça manque de levure pour faire lever la pâte, excusez cette comparaison culinaire. Je reste détestablement baroque ! Ceci posé et qui est seulement affaire de style, je me définis catholique, italienne ou pas, et ma foi est chrétienne. C'est là une évidence inscrite dans mon identité à l'égal de ma taille en centimètres, de ma rousseur excessive et de Parme où je suis née. Par contre, si nous revenons à l'essentiel et à l'actualité, cette mort prochaine de Pascal à laquelle il faut me préparer, ce prédeuil à supporter et que vous me faites regarder en face… comment le vivre ? »

« Madame Desfontaines, il va vous falloir changer. »

« Changer ? … Je ne comprends pas, c'est une énigme. »

« Vous métabolisez… »

« C'est-à-dire ? »

« En grec, *metabolê* signifie changement. Et le métabolisme, c'est libérer l'énergie dans un corps vivant en transformant les substances qui le constituent. En ce qui vous concerne, c'est évoluer, dans ce prédeuil, vous préparant ainsi à votre vie après la mort de votre mari, l'anticiper en quelque sorte, travailler à votre mutation, vous exercer à parer le coup terrible à subir, la perte d'un couple, d'une vie à deux, passée, présente et à venir. Ce changement à opérer à titre préventif, à vous de le faire passer dans votre vécu, ce que vous faites et ressentez… L'essentiel c'est, au-dedans ce vous et sans vous relâcher en rien de l'assistance à votre mari, de changer, changer insensiblement en restant ce que vous êtes, changer pour survivre à ce deuil inéluctable, et revivre. »

Je ressors de ces entretiens avec mon fardeau. Mon sac est toujours plein, mais il me semble moins lourd. J'ai secoué cette chape de plomb de ma solitude. Ce lieu de parole me permet de souffler, de reprendre mon souffle dans un espace privé, qui m'est réservé. Ici on m'écoute, on ne me lâche pas, on me ramène au sujet si je m'en écarte, on me tend ce miroir sans tain où me regarder dans le regard de l'accompagnant, entrer ainsi dans une relation profonde où il s'agit surtout d'être vraie pour être mieux.

Ces visites m'arrachent le cœur, je m'en remets mal, elles me navrent et le lendemain j'y retourne. Les livres, les revues que j'apporte à Pascal, il ne les lit ni ne les feuillette, la télévision l'agace, la musique à la radio le déçoit, les fleurs lui donnent la migraine et ma conversation le fatigue. Tout l'indiffère, la nourriture, le temps qu'il fait, la qualité de la lumière, la gentillesse des soignants, et même la compagnie familière du Docteur Ledoux lors de ses visites. Je le vois fondre sous mes yeux, diminuer, rétrécir, ne peser plus rien sous les draps, flotter dans son fauteuil. Il peine à m'écouter, je le sens à ses sourcils, à ses rides sur le front, et son regard me traverse pour se poser ailleurs, là où je ne suis pas. Que faire ? Se taire ? Lui prendre la main, me rapprocher, m'éloigner, le laisser tranquille ? Je ne sais plus, j'hésite, je doute de moi devant ce Pascal maussade et recroquevillé sur lui-même, absent à ce qui n'est pas son mal, ce cancer se nourrissant de sa propre substance. Nous avons, lui et moi, perdu notre espace, cette chambre d'hôpital nous déstabilise, il s'y enferme et moi je n'habite plus chez nous. Nous ne sommes donc nulle part, et chacun en souffre de son côté et plus ensemble. Je suis soulagée de le quitter tellement il reste absent et ailleurs. Et il me voit partir sans regret avec un petit sourire triste et en soupirant :

« Ma pauvre chérie ».

Je réponds :

« Ça va aller… »

Sans y croire et dans le couloir, je pleure à chaudes larmes. Vivement que Pascal rentre à la maison, mais, à cette idée, vu son état, je me pose des questions.

L'Atelier est tout en vitres avec de grands rideaux de coton blanc et au travers se profilent les pins parasols en bouquet sombre à la crête des collines qui dominent la ville au nord. La salle est vaste et nos chevalets dispersés. On entend seulement les bâtons de fusain crisser sur les feuilles de papier. Je suis là avec d'autres dans ce cours privé de dessin pour retraités ou non et que le graphisme intéresse. À Parme, je couvrais des carnets entiers de croquis pris sur le vif où saisir au vol les êtres et les choses. Puis en passant les Alpes, j'ai posé le crayon et me suis mise au piano pour m'accorder à Pascal. Aujourd'hui que sa maladie met notre musique en berne si ce n'est en deuil, je reviens au dessin comme si je cherchais à retrouver mes traces. Dernièrement le Docteur L'Ange me pressait de changer et de me préparer ainsi à l'inévitable, de muter en moi-même, d'évoluer, de métaboliser. Le crayon en main, je métabolise. Et ces pommes sur la nappe avec chaudron à reproduire en clair-obscur, c'est là une nature morte et à mes yeux tout un programme. Je pense à Pascal tout en dessinant. Et voilà qu'un bâton de fusain tombe sur ma droite. Je me penche pour le ramasser, ma voisine, car c'est le sien fait de même et nos deux mains se rencontrent, nos têtes se cognent. Elle dit dans un sourire :

« Mi scusi », (je m'excuse)

Et je réponds :

« Con piacere » (avec plaisir).

« D'où êtes-vous ? »,

lui ai-je demandé.

Et je l'ai entendue me souffler :

« De Bologne ».

Nous avons éclaté de rire… il y avait longtemps que cela ne m'était pas arrivé ! Ce « mi scusi » a donné une Amie à ma solitude. Depuis, nos chevalets ne se quittent pas et, après les cours, nous partageons un thé entre artistes au café du coin. On fait connaissance par petites touches. Émilie est veuve depuis quelque temps et, passant les Alpes comme moi, demoiselle, a épousé un Français. Retraitée, elle habite le quartier, son fils vit à Paris, elle a une petite-fille. Ronde et brune, elle est mon contraire.

Avec tout ça, Pascal sort de l'hôpital demain et rentre à la maison.

Pascal est de retour, mais il est là sans y être tellement il s'en va ailleurs où je ne peux le suivre et que j'entrevois seulement à l'accompagner en restant sur le seuil. Son poumon s'obstine à durer, les quintes de toux reviennent, comme la marée, soulever ce corps amaigri tout en creux et en dénivelés. Entre-temps il dort beaucoup dans ce lit étroit médicalisé installé en urgence dans une pièce à l'écart où il me semble retrouver l'hôpital. Autour de lui c'est un ballet feutré de soignants qui vont et viennent, une infirmière, matin et soir, pour les soins et la toilette, une garde quand je dois sortir, les visites du Docteur Ledoux et du cousin Rémy. Au téléphone, les mélomanes de l'Association Musicale demandent des nouvelles et je réponds à chaque fois que :

« Monsieur Desfontaines ne va pas plus mal, merci à vous »

Une formule que j'ai taillée sur mesure. Je reste des heures à son chevet et tant qu'il est là, c'est ma seule et ma meilleure place en ce monde. Sur la table de nuit le pot de tisane tiédit, je le fais boire et en profite pour piquer dans ses boucles emmêlées de petits baisers, oh légers, tout en le tenant par les épaules. Puis je repose le bol, me rassieds contre le lit et lui tiens la main que je caresse, il me presse les doigts, à peine, c'est notre conversation. Puis il s'enfonce à nouveau dans cette somnolence qui est déjà un avant-goût d'ailleurs. Réveillé, un moment après, son regard s'en excuse. C'est celui d'un voyageur qui aurait pris son billet pour un terminus quelconque et laisserait derrière lui sa compagne sur le quai de la gare. Ils attendent le train en sachant qu'elle ne montera pas avec lui dans le compartiment, mais qu'il emportera au cœur de ses bagages une bonne partie d'elle-même. Et, une fois le train parti, elle ramassera ses propres restes et quittera la gare.

Le cours de dessin se termine.

« Allez, venez… »

Et nous sortons, Émilie me prend le bras, nous quittons l'atelier avec nos cartons à dessin, comme chaque semaine au creux de l'après-midi. Je continue à suivre ce cours où mettre sur feuille, au trait et au fusain, des fleurs, des choses, des corps nus, selon les projets proposés et la vision que j'en ai. J'avoue mon plaisir à jouer des doigts et du poignet, à mesurer des yeux ces volumes dans l'espace, leur part d'ombre et de lumière, à créer tout simplement. J'avoue aussi me sentir coupable de voler ce temps à Pascal, mais Émilie me secoue.

« Ne dites pas de bêtises »

Et le Docteur L'Ange répète :

« Métabolisez… »

Qu'en est-il au-dedans de moi de cette biochimie à fabriquer assez d'énergie pour me changer ou plutôt me préparer à la mort de l'homme de ma vie ? Je ne sais pas si je change, je sais que je souffre. Auprès de lui je me sens si seule et me prends à le chercher ailleurs que dans ce lit à une place, dans mes souvenirs. J'erre alors dans l'appartement, en quête de nos traces, pour revenir aussitôt à son chevet.

Il lui arrive de souffler :

« Sors un peu, je t'assure. »

Je vais voir couler ma fontaine au jardin public ou retrouver Émilie un moment à notre café du coin dont le cappuccino crémeux nous délie la langue sous les lampes. On parle de l'Italie, bien sûr, et de notre jeunesse, allant de Parme à Bologne et buvant à nos sources. Qui sait, ici ou là, sans le savoir, nous sommes-nous croisées. Puis on se quitte et je rentre en pressant le pas, soufflant dans l'escalier :

« Pascal… »

Le pire est sur nous, la maladie a tant gagné de terrain qu'elle occupe tout le corps jusqu'au tréfonds. Les quintes de toux, le souffle court, l'épuisement des dernières semaines me paraissent presque bénins au regard de ce qui se passe et s'installe. J'en arrive à regretter cet état antérieur, car il laissait à Pascal quelque répit, opérant par vagues successives et se retirant à chaque fois pour une accalmie de miséricorde. Ce temps-là est passé. Aux symptômes précédents se sont ajoutées ces douleurs profondes, nouvelles, osseuses, prenant possession du territoire jusqu'au squelette, cette charpente qui fait tenir le corps ensemble dans ses parties. Le pire est bien là et

Pascal a mal, mal et encore mal. Il n'y a plus ni haut, ni bas, ni plus, ni moins, ni flux, ni reflux, ni pause, ni point de suspension. Il a mal, un point c'est tout. Son cancer se l'est approprié, passant du particulier au général, sans rien épargner, en adepte de la politique de la terre brûlée. Qu'il somnole ou se réveille, remue ou reste immobile, frissonne ou transpire, gémisse ou se taise, tousse ou s'essouffle, il a mal. Et il pousse en litanie des « oh » et des « ah... » répercutés de pièce en pièce, et faisant écho dans le silence de l'appartement contre les vitres et les meubles. Les miroirs renvoient sa plainte aux commodes, les rideaux la gardent dans leurs plis, les tableaux se la racontent. Que je reste à son chevet ou fuis dans les corridors quand il somnole, ce gémissement me poursuit, je n'entends plus que lui. Parfois j'accroche son regard qui me crie quelque chose et puis je repars ailleurs, là où il a mal. Il n'y a plus ni jour, ni nuit, ni lune, ni soleil, j'ignore le temps qu'il fait, je veille ou m'endors à son chevet, je sors à peine et on me livre à domicile. Moi et les soignants qui défilent, nous montons la garde.

Ce matin, je coince le Docteur Ledoux quand il repart de ces visites répétées que nous ne comptons plus. Lui et moi sommes auprès de Pascal des fantassins de terrain, lourdement chargés du quotidien, marchant ensemble sans discours superflu, et ménageant nos forces. On se comprend à demi-mot. Il se contente en me quittant de me tapoter l'épaule, de soupirer :

« Reposez-vous... »

Ce qu'il sait être une illusion. Je vais l'attaquer de front, car je suis hors de moi-même.

« Docteur, ce n'est plus possible. Vous n'allez pas le laisser souffrir comme ça ? Il se dévore jour et nuit et, je l'avoue, je perds pied, je ne le supporte plus. Aussi je me pose la question d'en finir. Pascal est en train de mourir dans la douleur, à l'évidence, sans aucune espérance. Ne faut-il pas l'aider en à finir, lui éviter quelques jours, quelques heures, peut-être atroces et inutiles ? »

« Madame Desfontaines, asseyez-vous, calmez-vous et écoutez-moi, votre mari s'éteint, c'est vrai, et il souffre. Je ne le lâche pas et voilà que vous ne le supportez plus. Mais ne comptez pas sur moi pour l'euthanasie, d'une manière ou d'une autre ni vous aider à le faire. Un médecin ne tue pas, il soigne… l'acte d'euthanasie dénature la notion de soin. »

« Mais, Docteur, au point où il en est, sa vie n'a plus aucun sens ! »

« Au contraire, tout le sens est là, ici dans son accompagnement et votre accompagnement. Nous ne savons rien, nous ne connaissons rien de ce que le mourant peut ressentir d'une décision d'euthanasie à son égard. En prend-il conscience, en souffre-t-il ? Nous ne le savons pas.

Ce que nous savons c'est que la demande d'euthanasie par l'entourage est fréquente, que si les soignants y répondent, peuvent se développer alors des troubles, des pathologies spécifiques et morbides pour les soignants comme pour les "demandeurs". Ces pathologies induites sont aussi bien somatiques, psychologiques, spirituelles, que religieuses pour ceux qui ont une religion. Par exemple, une culpabilité très importante peut naître et envahir les sujets. Le besoin de se "dire", de se "raconter", de se "confesser" à la presse par exemple, pour certaines personnalités publiques, le prouve. En racontant, en exprimant à tout le monde leur décision et leur "geste", ils se soignent, ils soignent leur décision d'avoir demandé l'euthanasie d'un proche. Se dire publiquement, c'est essayer de se pardonner, que les autres pardonnent, qu'ils comprennent. S'il existe ce besoin de parler, de s'exprimer pour se soigner, c'est qu'il y a souffrance et pathologie. Il ne faut pas oublier que la demande d'euthanasie peut-être aussi un moyen de se débarrasser. Il faut donc prévenir et protéger, tout le monde en est conscient, mais ne l'exprime pas. Il y a de plus d'autres pathologies induites a posteriori et pas uniquement psychiatriques. Elles peuvent être aussi somatiques. Nous connaissons certaines tumeurs qui se développent sur un terrain fragilisé par l'émotionnel et le psychologique, mais aussi certains désordres hormonaux induits par des bouleversements chez une personne.

Une demande d'euthanasie et la réalisation du geste ne sont pas anodines et loin d'être simples. Que pense le reste de la fratrie d'une sœur ou d'un frère qui demande l'euthanasie pour un de ses parents ? Une fille ou un fils pour un de ses parents qui demande l'euthanasie de son conjoint ? Auriez-vous confiance en un médecin qui vient d'induire une euthanasie et lui confieriez-vous l'intimité de votre souffrance ? Je n'ai pas de réponse, chacun a ses réponses, je n'ai que des questions, mais il faut se les poser.

Personne ne soulève ces problématiques, mais il faut le faire et je le fais avec vous et votre époux, pour vous deux.

On va s'en occuper, de votre époux. Je vais consulter le cancérologue, l'algologue aussi et mettre en route des soins palliatifs capables d'atténuer la douleur qui reste inacceptable, entendez-vous. Une pompe à morphine, installée à domicile, le soulagera. Il y a des risques d'étouffement et il faut être vigilant. Je me renseignerai. »

« Faites, Docteur, mais faites vite. »

De son côté, le Docteur L'Ange me tient le même discours en plus élaboré. Il affirme :

« La vie de votre mari, Madame, ne vous appartient pas. »

« Dans l'impossibilité où il est de s'exprimer, je me suis posé la question de l'euthanasie. Tant qu'on n'est pas en situation critique, dramatique même, ce sont là des mots et des principes. Son regard, tant il souffre, m'a paru m'appeler au secours. »

« Qu'en savez-vous ? N'est-ce pas vous qui êtes en cause parce que vous ne supportez pas de le voir si mal et de l'entendre se plaindre ? Madame Desfontaines, ce n'est pas d'euthanasie dont votre mari a besoin, mais de finir sa vie sans douleur excessive, dans un certain confort et votre présence, d'aller au bout de son destin, de le vivre le mieux possible, non pas d'en finir. Le Docteur Ledoux va s'en occuper, la morphine peut et doit contrôler la douleur et vous, surtout être là pour l'accompagner jusqu'à son terme. Je vous y aiderai. »

Une présence thérapeutique à ce moment-là est primordiale. Pas une thérapeutique médicamenteuse, mais une thérapeutique de recentrage sur la vie du mourant, son moment de vie, de fin de vie qui est si particulier : cet achèvement. Recentrage sur la profonde souffrance de l'accompagnant ne supportant plus l'inefficacité de sa présence et le « non-faire ». Se sentant dans ce « non-faire » et cette « non-action » responsables de la douleur de son proche et de son manque de souffle, de ce souffle de vie qui s'épuise comme une poignée de sable que l'on veut conserver et plus on la serre plus le sable s'en écoule.

La demande qu'un tiers (le médecin le plus souvent) achève par une lyse comme on dit pudiquement est naturelle, mais le médecin doit répondre par cette thérapeutique de recentrage qui recadre les vrais problèmes qu'une précipitation de la mort ne résoudrait pas.

Le médecin lui-même, dans ces situations, souffre et doit utiliser cette souffrance pour aider les autres dans la gestion de la leur, c'est le prix des soins palliatifs. Son éthique, sa déontologie doivent être non pas un refuge, mais une aide à lui-même pour que lui aussi se métabolise et puisse aider dans la reformulation des demandes.

Effacer les souffrances, répondre vraiment aux plaintes et créer une sérénité où l'écoulement de la vie pourra se faire dans une relative harmonie profite à tout le monde.

Je repars avec l'impression d'avoir appelé au secours et qu'on m'a répondu. Que Pascal ne souffre pas à ce point surnage dans ma tête perdue comme l'essentiel à attendre. Le soulager est mon seul souci et y arriver mon espérance. N'empêche, avec ou sans morphine, Pascal va mourir !

Le Docteur Ledoux s'occupe de mettre en train les soins palliatifs et cette pompe à morphine d'une grande technicité. De mon côté, je m'efforce seulement de tenir debout dans cet appartement d'un mourant qui est l'homme de ma vie.

De retour de la pharmacie, je rencontre Émilie et lui tombe dans les bras. Je vais pouvoir pleurer tout mon saoul jusqu'à me vider de ces litres de larmes que je contiens et qui m'étouffent. L'appartement devient une filiale de l'hôpital, je me sens rejetée par tant d'intermédiaires, appareils et soignants sont en tiers entre moi et Pascal. Je déborde de médecine.

L'amitié est une si douce chose, j'y blottis mon chagrin et Émilie me couve comme un poussin.

« Cara, carissima, pleurez tout à votre aise… »

Et elle m'entraîne sur un banc du jardin public. Je pleure autant que coule ma fontaine et Émilie me berce de « poverella ». De me consoler en italien me fait du bien, les accents toniques de notre langue natale me caressent. Émilie pépie comme un oiseau et un moment, nous oublions ce que nous sommes pour redevenir ce que nous étions. Ça finit par deux cappuccinos et je rentre en courant.

Les jours suivants je retourne à l'atelier, car notre appartement est décidément envahi de médecine. Je ne vois plus Pascal que derrière des soignants et il me reste à fuir pour leur laisser la place. À écraser le fusain entre mes doigts, l'étaler en dégradés sur la feuille de papier, faisant à l'ombre sa part et préservant la lumière, disons-le, je me défoule ! Et qu'importe le sujet, le fusain et moi nous nous comprenons. Mon chagrin s'y coule, ma rage s'y répand contre ce cancer qui gagne la partie malgré tout, ma peur de l'avenir à l'idée de perdre Pascal, la mort enfin sur notre seuil, ma détresse continuelle, mon bâton de fusain les absorbe, les boit, les mange, et ça m'évite de pleurer. Émilie et moi nous sortons une fois de plus bras dessus bras dessous. Elle n'a pas son entrain habituel et, au café du coin, au lieu de m'éclairer de sa propre lanterne, elle se tait, éteinte soudain et il y a des larmes dans ses yeux. Je demande.

« Qu'est-ce qui ne va pas ? »

« Cara, je suis stupide, mi scusi, mais ce deuil de votre mari que vous appréhendez m'a fait remonter à la surface un amour de jeunesse qui a mal fini. »

« Racontez… »

« Vous connaissez Bologne, nous sommes de la même région. C'est la ville rouge de ses briques ocre et brunes, docte de sa plus vieille université d'Europe et grasse de son bien manger. Si, à Parme, vous avez le jambon et le parmesan, à Bologne nous avons les « tortellini in brodo », petites pâtes farcies servies dans un bouillon. C'est aussi la ville des deux tours penchées et emblématiques en concurrence avec celle de Pise. Au Moyen-Âge c'était à qui aurait sa tour fortifiée contre le voisin et Bologne en comptait une centaine, les grandes familles alors se haussant le col pour escalader le ciel. Laissons là ces temps gothiques, ces palais, ces musées, et venons-en à mon histoire d'amour.

Pendant que vous tourniez en rond dans le baptistère de Parme et trouviez vos délices à feuilleter les livres d'art, en fille sage et savante, je prenais le frais sous les arcades, car, à Bologne, on ne marche pas à découvert. C'est à circuler ainsi de voûte en portique et d'un pilier à l'autre, l'été vous êtes à l'ombre et l'hiver à l'abri. C'est là une architecture pleine d'avantages et j'y promenais avec appétit mes vingt ans. Silvio m'a croisée, recroisée, j'ai tout fait pour qu'il me rerecroise et, à tourner de la sorte sous ce couvert d'arcades, nous avons perdu la tête. Alors il m'a suivie de quelques pas et je ralentissais à mesure, finalement, on s'est retrouvé au même niveau et on y est resté. N'empêche, les arcades y étaient pour quelque chose ! Il était beau et, à ses yeux, j'étais belle, nous avions encore le duvet de la jeunesse et tout le temps devant nous. Les cinq cents marches de la tour Asinelli, moins penchée que la tour Garisenda, nous les montions sans nous presser tellement nous nous embrassions de marche en marche. On se tenait par la main, on se serrait dans les coins sombres, mais ça n'allait pas plus loin ! Étudiants tous les deux, la vie commune viendrait à son heure, c'était pour nous une évidence. Et puis… là, Émilie s'arrête, nouée. Je souffle :

« Et puis… »

« Et puis, reprend-elle, blanche jusqu'aux lèvres, et puis Silvio s'est tué en moto quelque part autour de Bologne, un écart contre un chêne pubescent l'attendant au tournant a eu raison de mon Prince des arcades. Son deuil, je l'ai porté en secret, nos familles ne sachant rien de nos accordailles, rappelez-vous, nous avions le temps. Ce deuil du dedans, ce deuil à avaler sous les coups de boutoir du destin, ce deuil invisible et d'autant plus profond, ce deuil rentré, dirai-je, m'a cassé le cœur. Il en a gardé, je m'en aperçois en ce moment, quelque chose de fêlé, le souvenir d'un printemps sans éclosion, d'un gel prématuré, d'une promesse non tenue. Mes études de lettres finies, j'ai comme vous, Régine, passé les Alpes, mais seule, laissant mes parents derrière moi, tranchant là toute idée de faire retraite, avec pour seul bagage ce deuil rentré à supporter. Et, dans cette ville du sud où, vous et moi, nous sommes replantées vaille que vaille, j'ai enseigné l'italien dans un collège privé où un peu plus tard j'ai épousé un collègue dont j'appréciais les qualités. Il m'a paru alors bon d'amortir les coups du sort en se rendant à la raison. Nous avons vécu, Pierre et moi, en harmonie, et avons eu un enfant. Je porte son deuil sincèrement tant sa compagnie me manque. Quoi qu'il en soit, les femmes restent et doivent s'en accommoder. Mais, pour en revenir à Bologne, je ne passe jamais plus sous les arcades ! »

Et là-dessus, Émilie me tombe en pleurs dans les bras, elle qui me tenait, il y a quelques jours, dans les siens. Dans ce partage de nos peines, nous scellions là notre amitié.

Le Docteur L'Ange, lui, m'accompagne dans la mesure où je lui indique mon itinéraire et alors il peut s'y engager à mon côté, à la fois me laisser aller à ma guise et en partager le tempo tout en stimulant mon mieux-être. Justement, ces confidences d'Émilie sur son amour de jeunesse m'ont greffée sur ma peine et remplie de compassion.

« Voyez-vous, Docteur, à entendre la peine d'Émilie et à la consoler, la mienne m'a paru un moment moins lourde, car moins solitaire. Et, à l'écouter, pour conclure, la douleur du deuil lui semblait normale en prolongement logique de la vie. Cette normalité, je ne vous le cache pas, me hérisse le poil et ce prédeuil vécu à propos de Pascal me révolutionne, creuse en moi un abîme que vous m'invitez à préparer à combler.

Il m'est venu une idée. Accoucher d'un enfant, pour une femme, n'est-ce pas, au fond, accepter de s'en séparer, qu'il quitte à jamais sa chair pour la sienne propre et que meure cette symbiose utérine entre elle et lui ? Puis, la naissance accomplie dans la séparation, les liens entre la mère et l'enfant se reconstituent autrement dans un repère nouveau et dans une relation profonde.

Le deuil ne serait-il pas alors et à sa manière, l'accouchement obligé par l'âge ou la maladie d'un couple que la mort désunit et dont elle déchire les coutures ? L'endeuillé se vivrait alors dans la perte et le manque jusqu'à se retrouver, au terme de sa propre vie, réuni à son défunt dans une autre dimension et à un autre niveau, cet au-delà où s'accomplit notre nature humaine, un nouveau repère ? »

Mon accompagnant m'a écoutée et il remarque :

« Votre idée vaut ce que valent vos convictions et suppose cet au-delà où se retrouvent les endeuillés. »

« Cet au-delà, Docteur, n'est-il pas chevillé au cœur de l'homme avec le sentiment obscur, mais tenace que, redevenu poussière, il n'en restera pas là, comme s'il n'avait jamais existé ? Et cette soif d'accomplissement, le plus souvent refoulée et obstruée par les gravats de la vie, n'est-ce pas le fin mot de son être et le sens caché de son histoire ? »

« Ce n'est pas à moi de vous répondre, Madame Desfontaines, cela tient à votre foi personnelle. Mais je ne saurais trop, pour vous aider, vous inviter à stimuler sur le sujet votre réflexion. »

Le Docteur Ledoux a tenu sa promesse de tout faire pour soulager Pascal. Il a consulté l'équipe de soins palliatifs, l'algologue, le cancérologue. Pour se documenter, il est allé jusqu'à participer à un staff à l'hôpital et garde avec l'équipe un contact téléphonique.

Et voilà que s'installe à notre domicile et au chevet de Pascal une pompe à morphine automatique pour réaliser un « titrage » de morphine, c'est-à-dire, m'explique-t-on, munie d'un moyen de dosage nécessaire et prévu pour la suppression de la Douleur du malade. Est installée aussi une PCA (Patient Controlled Analgesia) permettant à Pascal de manipuler lui-même et à volonté ce dosage de morphine, la pompe étant équipée d'un garde-fou évident pour éviter tout excès et incident. Une fois la douleur stabilisée par la technique algologique, des « patchs » seront posés sur la peau, des patchs au fentanyl. D'autre part, des anxiolytiques seront prescrits pour diminuer l'angoisse, de l'oxygène, possible, sera proposé, et un brumisateur pour les voies respiratoires. Enfin, si la fonction respiratoire reste trop gênante, de la scopolamine sera injectée sous-cutanée. Une infirmière va passer matin et soir s'occuper du dispositif installé et une autre infirmière, spécialisée, contrôlera le matériel et formera l'infirmière à la marche de la pompe à morphine.

On voit se mettre en place l'environnement technique et humain de la réalisation de soins palliatifs à domicile par la technologie de la pompe à morphine titrant la dose de morphine optima qui pourra être remplacée par un procédé de patch dermique contenant un morphinique : le fentanyl, relargué régulièrement dans la circulation sanguine par un passage transdermique. Les co-analgésiques comme les anxiolytiques « fignolent » le traitement antalgique. Le confort, d'une manière générale, sera pris en charge : lit médicalisé, brumisateur...

En ce qui concerne les soignants, une infirmière passera régulièrement pour les soins, la toilette, la présence, le contact, son accompagnement. Elle sera soutenue dans la technicité par une infirmière spécialisée de référence qui la formera et l'épaulera. Un kinésithérapeute pourra être présent ainsi qu'une aide-soignante, on pourra faire appel à un psychologue, une assistante sociale se regroupant autour du médecin traitant lui-même en relation avec des spécialistes correspondants comme l'algologue et une équipe de soins palliatifs.

Tout ceci forme ce que l'on appelle un réseau de soins palliatifs nécessaire à une prise en charge de ces malades lourds qui apportent tant aux soignants par leur présence de vie.

Les bénévoles, par l'intermédiaire d'une association ayant pignon sur rue, enrichiront l'accompagnement en étant en contact avec les soignants, les proches et la famille du mourant.

De mon côté, je me suis souvenue de la Dame Desruisseaux rencontrée en chirurgie. J'ai téléphoné à l'Association de soins palliatifs dont elle m'avait donné les coordonnées. Un bénévole doit venir visiter Pascal. Je l'attends.

De ces bénévoles, assistants de mourants et de leur fin de vie, j'ignore tout. Et je fourmille de questions. Quel est le rôle de ces accompagnants de moribonds, en quoi, sans être aucunement des soignants, peuvent-ils aider ces malades, comment trouvent-ils leur place à côté des familles et se font-ils accepter ? Et moi vais-je le supporter, ce bénévole, et supporter qu'il approche Pascal ? Bien sûr son intention de visiteur et d'assistant est excellente et il s'y connaît sûrement mieux que moi dans l'accompagnement des fins de vie. Reconnais enfin, Régine, que tu as appelé toi-même cette association au secours et que ce bénévole en question répond à ta demande. Et si tu te tracasses tant à son sujet, tu fais preuve d'une coupable inconséquence. N'empêche ! C'est là un étranger, venu de l'extérieur, visiteur sans bagage, passant d'un malade à un autre, un inconnu aux mains nues, sans autre qualité que sa propre personne et sa capacité à être là. Il ne connaît rien de Pascal ni de notre propre histoire. Et j'avoue redouter l'intrusion de ce personnage dans notre intimité déjà tellement envahie par les nécessités de la médecine. Cette pièce rapportée et que nous imposent les circonstances et la maladie va être un tiers de plus à supporter, à intégrer au combat engagé. Ah ! Que de souffrance accumulée et de quoi rendre gorge. Il y a, quoi qu'il en soit, chez ce bénévole que j'attends, au fond de ses poches et dans les plis et replis de son manteau, quelque part cachée, profilée, programmée, la mort, oui, la mort à préparer.

J'avais bien tort de redouter ce bénévole. Monsieur Boulle, c'est son nom, est arrivé jusqu'à moi avec cette légèreté qu'ont certains gros à se déplacer comme s'ils roulaient sans peine. Il avait les yeux gais et, tout autour, en éventail, les rides de ceux qui ont beaucoup souri.

« Madame, m'a-t-il dit le plus simplement du monde, je serai là quand vous aurez besoin de moi. »

Ce retraité m'offrait là une part de son temps et répondrait à la demande. Je pouvais aller chaque semaine à mon cours de dessin, faire les courses nécessaires, sortir, m'aérer, il serait là. Si je m'équipais d'un portable nous pourrions, lui et moi, être branchés l'un sur l'autre et sur l'état de notre malade. Nous avons causé un moment. Mine, de rien, Monsieur Boulle prenait à mesure la température du lieu et ce qu'un appartement reflète de ses habitants. Je lui parlais de Pascal, de son goût pour la musique, et il notait discrètement les instruments posés sur les meubles ou accrochés aux murs en panoplie, entre les tableaux.

« Mon mari ne peut plus jouer de la flûte et son état… »

Monsieur Boulle avait déjà remarqué cette flûte emblématique, mais les traits tirés et les cernes mauves de cette petite dame rousse ne lui avaient pas échappé. Elle souffrait avec un air d'ange qui a perdu son chemin. Il y avait là une grande détresse à accompagner. Je l'ai ensuite mené au chevet de Pascal qui dormait et il m'a quittée sur un :

« Je reviendrai... » prometteur.

Depuis Monsieur Boulle va et vient, passe prendre des nouvelles, circule entre les visites du Docteur Ledoux et les soins des infirmières, mène son train discret d'accompagnant et visite Pascal quand je m'absente. Nous nous croisons, lui et moi, et chacun fait son rapport à l'autre.

« Comment le trouvez-vous ?

« On pourrait peut-être... »

Monsieur Boulle est plein d'idées pour le confort de Pascal, il lui parle, l'écoute, se penche sur lui pour épargner son souffle, sait se taire quand il le faut, remonter les oreillers, lui mettre de la musique tout doucement, lire dans le regard de Pascal et répondre à sa demande. Il est là pour être là, ce bénévole, et il est bien là ! Et quand il s'en va, si Pascal ne s'est pas endormi, je lui trouve un petit air heureux qui m'illumine le cœur. Parfois Monsieur Boulle se laisse aller à m'exposer son point de vue et alors il s'échauffe.

« Voyez-vous, me confie-t-il, ces fins de vie ne sont pas à considérer comme des sous-produits au rabais, des ratés de la santé, des fantômes sans consistance. Ces malades-là vivent leur fin de vie, amoindris, bien sûr, mais il est souhaitable qu'elle soit pour eux, de la meilleure qualité possible et jusqu'au bout. Ceux que j'accompagne ont souvent beaucoup à m'apprendre. »

Monsieur Boulle, c'est arrivé avec mon accord, s'est aussi fait suivre d'apprentis bénévoles soucieux d'explorer ce rôle délicat de visiteur aux mains nues, sans technique ni soins autres qu'une intention vigilante de fraternité. J'ai même assisté, à son invitation, à des réunions de son Association de soins palliatifs destinés à la prise en charge des fins de vie. Parmi ces personnes bien intentionnées, on rencontre de tout. Il y a ceux qu'ont lassé le bridge ou le golf et cherchant à s'occuper, mais aussi des retraités disponibles laissés tranquilles par leurs petits-enfants, des soignants soucieux du soulagement de leurs malades, des idéalistes en quête d'une cause à défendre, des illuminés se sentant chargés de mission et enfin des proches, comme moi, de ces fins de vie à supporter et à secourir. Tous, visiteurs, apprentis ou parents de ces malades en bout de route, nous avons tous nos problèmes, notre histoire personnelle, nos propres deuils passés ou à venir, nos caractères. Et au chevet de ces grands malades, les affectifs doivent se contrôler, les timides sortir d'eux-mêmes, les distraits observer, les bavards se taire, les voix fortes baisser le ton, les impatients savoir attendre, les agités se tenir coi et les somnolents rester éveillés.

« Voyez-vous, Madame Desfontaines, me confie Monsieur Boulle en me raccompagnant, ce soir-là, la réunion terminée et l'Association nous ayant fait part de sa bonne parole… Voyez-vous, cet accompagnement de quoi pallier ces fins de vie réclame non pas d'être un pas en avant du malade, de le devancer, mais plutôt de se tenir un pas en arrière, de marcher dans son ombre, sur ses traces, en quelque sorte, aux aguets du moindre tressaillement de sa part… »

J'écoute ce bénévole si disponible à l'humaine douleur qu'il en est tout ridé de compassion et arrondi dans sa sagesse.

Mais de retour chez nous et la garde d'exception auprès de Pascal repartie, je suis seule à m'accueillir si ce n'est avec la maladie à partager. Et Monsieur Boulle a beau dire, parler de qualité de ces fins de vie à assister coûte que coûte et il a raison, mille fois raison, je constate une chose : la distance est grande entre ces bénévoles attentionnés et capables de fraternité, oui, la distance est grande entre ces visiteurs et les proches des malades concernés. Nous, les proches, les liens du cœur et de la chair nous étreignent si fort que nous en perdons la tête à l'idée que les nôtres vont mourir, qu'il faut s'y faire et se préparer aux adieux.

Il dort, ce soir, mon Pascal, et je m'agenouille au bord du lit, il dort et j'embrasse sa main qui pend sur le drap. Il dort et il respire si lentement que je retiens mon souffle en attendant qu'il respire de nouveau. Nous pouvons encore faire cela ensemble ! Il dort sans souffrir visiblement, affaibli, mais apaisé, bercé dans les bras de la morphine, relié par écrans et tuyaux à cette médecine de miséricorde. Et cela seul compte qu'on le soigne et qu'on l'aide à aller le mieux possible au bout de sa vie même s'il n'est plus que l'ombre de lui-même. Ainsi il dort, mon Pascal, se rapprochant d'heure en heure, de jour comme de nuit, de cette frontière où on laisse derrière soi des bagages désormais inutiles. Il y changera de pays, d'air, d'espace, d'apparence et d'allure. Les mains nues, débarrassé de sa propre poussière, il abordera là où le cancer est perdant, la musique sans fausse note et l'esprit triomphant. Je le quitte et gagne ce grand lit où je dors seule, perdue, où j'ai froid, peur, ce lit qui fut le nôtre. Sa place, à ma droite, reste vide, infinie, à l'image d'une perte irréparable. Des pertes, j'en accumule et me dépouille à mesure. Ces dernières semaines encore, entre les quintes de toux, Pascal me disait :

« Sors un peu, je t'assure… ma pauvre chérie… et… joue-moi quelque chose… »

Il ne me parle plus, il voyage ailleurs.

Une fois de plus Émilie et moi marchons, bras dessus bras dessous au jardin public et d'allée en allée sous les grands marronniers. Monsieur Boulle m'a dit avec fermeté :

« Vous êtes très pâlotte, allez prendre l'air, je reste là. »

Et il s'est installé auprès de Pascal.

« Comment va votre mari ? »

Demande Émilie.

« Il dort beaucoup et je le quitte le moins possible. La conscience qu'il a des choses baisse, baisse, mais il ne gémit plus, la morphine le soulage, ses traits défaits sont paisibles et je tiens, voyez-vous, parce qu'il ne souffre pas ou le moins possible. »

« Savez-vous, reprend Émilie, que vous avez, dans votre malheur, une certaine chance ?

« De la chance ? »

« Oui, de la chance, Régine, car, d'avoir du temps, vous et votre mari, pour vous quitter, de partager avec lui, même dans l'état où il est, ce dernier voyage jusqu'au terme de sa vie, d'en goûter chaque minute. Il s'en va sans doute, mais à reculons, accompagné de votre présence qu'il sent, croyez-le, aussi affaibli soit-il. Je vais vous faire un aveu. Les deuils que j'ai subis ont manqué justement de temps et ainsi ils m'ont frappée doublement. Silvio, mon amour de jeunesse, s'est tué en moto quelque part sur une route et je n'y étais pas. On l'a ramassé, couché dans une boîte, refermé le couvercle, et je n'y étais pas non plus, sa famille m'ignorait, rappelez-vous. C'était notre secret. J'ai assisté aux obsèques derrière un pilier, et au cimetière, je me cachais derrière un cyprès. Ce deuil, j'ai dû me le rentrer dans la gorge et il m'étouffe toujours. Quant à Pierre, mon mari français et le père de mon fils, je l'ai ramassé mort dans le jardin en rentrant du marché. Son cœur avait lâché et là aussi je n'étais pas là au moment où il a dû s'embarquer. Et bien, Régine, ces morts sans avertissement ni préambule nous gèlent en quelque sorte. Je ne criais pas, je ne pleurais pas, ce n'était pas du sang-froid, seulement le choc ne passait pas et ne passerait jamais tout à fait. »

Pensons simplement à ces gens qui ne peuvent pas « parler deuil » et à l'obsédant pectoral de braise qui pèse sur leur cœur.

Nous avons quitté le jardin et sommes rentrées chacune de notre côté.

Chez le Docteur L'Ange, le surlendemain, j'enchaîne sur les derniers propos d'Émilie.

« Pensez-vous, Docteur, que ces fins de vie prenant leur temps, tout leur temps, sont une chance pour les proches les accompagnant ? »

« Certainement, Madame Desfontaines, une mort qui vient de loin, s'annonce, se profile, se rapproche, peut se préparer, s'aménager de la part du malade comme de celui du conjoint et se vivre et s'accepter progressivement comme le terme naturel de la vie, de notre humaine nature. C'est donc une chance dans la mesure où on sait la saisir et non pas la manquer. »

« Pourtant, Docteur, n'est-ce pas horrible de suivre pas à pas cette mort en marche lente tantôt en recul et tantôt en avant, n'avançant que mine de rien, la traîtresse, et défaisant de nuit ce qu'elle a concédé le jour. À ce train on passe du froid au chaud, c'est à défaillir. »

« J'en conviens, mais ce prédeuil que permet le temps dans ces fins de vie à rallonge ne revêt pas moins, croyez-moi, des teintes pastel, amorties, si j'ose dire, et permettant d'approcher le terme au ralenti, en en acceptant l'augure. Le deuil sans préavis, lui, a des couleurs tranchées, il vous prend par surprise et souvent ne vous lâche plus ! »

J'écoute ces paroles de mon accompagnant et les trouve sages. Je sens que Pascal s'en va tout doucement, mais il s'en va sûrement et dans de bonnes conditions. C'est vrai, ce que dit le Docteur L'Ange, c'est une mort pastel, dans les gris, les bleus, les mauves. Elle a pris son temps, elle m'a donné du temps et s'il est bientôt temps, je la laisserai emporter mon Amour.

Voilà que la maladie s'avance à visage découvert, enlève le masque et, contrôlée d'un côté, attaque de l'autre. Sur Pascal les escarres sont là, au sacrum, là où le corps s'appuie, se tourne et se retourne dans le lit à chaque mouvement. Des zones de rougeur sont apparues à cet endroit sensible, puis la peau est devenue noire, cartonneuse, perdant sa substance, nécrosée, laissant la place à un ulcère où les tissus sous-jacents restent à découvert. C'est comme si le corps et ce qu'il contient crevaient par plaques la surface montrant ainsi son mal par ces plaies béantes sur la décomposition de la chair, sa façon à lui de dire que rien ne va plus. Et en me penchant sur ce magma de viande hachée, mon cœur défaille à la vue d'une telle déroute de la matière vivante à ce point malmenée. Oh ! mon pauvre Pascal ! Déjà l'odeur est là, l'odeur de l'infection qui se répand, se confondant avec les matières fécales, odeur sourde, tenace, où se décompose le corps jusque dans ce qu'il évacue de sa substance.

« Docteur, il sent… »

« C'est normal, Madame Desfontaines », les germes produisent l'infection et les tissus pourrissent, n'étant plus alimentés. Une heure avant les soins locaux appropriés, on va lui faire une demi-ampoule de morphine sous-cutanée, de dix milligrammes pour agir contre la douleur et aussi lui injecter des antibiotiques contre l'infection et l'odeur qu'elle dégage. »

« Des antibiotiques, Docteur, mais, à le prolonger ainsi et dans l'état où il est, n'est-ce pas, avouez-le, de l'acharnement thérapeutique ? Les escarres sont là, cette pourriture. Vous ne voyez donc pas que le corps n'en peut plus, qu'il part en morceaux, qu'il crève enfin. Le soulager si c'est possible, d'accord, le prolonger, non et non et non ! Qu'on le laisse tranquille ! »

Je suis en colère, je suis en nage, au bord des larmes et de la crise de nerfs, la misère criante de ce corps que j'aime me bouleverse, me déborde, me navre. C'est trop de malheur ! Si je pouvais refermer de mes mains les lèvres ouvertes de cette chair en bouillie, repousser cette débâcle, supprimer enfin par tous les moyens la pourriture en marche de la mort qui s'annonce… je le ferais.

« Madame Desfontaines, reprenez-vous, je comprends votre émotion. Non, les antibiotiques en question ne sont pas de l'acharnement thérapeutique, ils vont agir contre l'infection et éviter autant que possible à votre mari de souffrir… et c'est là votre désir le plus fort, le soulager. Ce sont là des soins palliatifs, oui, palliatifs, de quoi pallier les misères des fins de vie et non les prolonger quand il n'est plus temps. »

Le Docteur Ledoux est lancé. À l'entendre, on doit mourir sans souffrir, lutter de toutes les manières contre les ultimes agressions de la maladie et les escarres en font partie. Dans cette bataille engagée, chaque malade en fin de vie et même en phase terminale doit bénéficier de soins de qualité et de confort. Dans le cas de Pascal, par exemple, on doit pouvoir soulager l'appui du sacrum sur le lit en glissant des coussins de chaque côté de la colonne lombaire. Il y a les matelas anti-escarres, les pommades, les massages et les cales pour soulever de quelques centimètres les points sensibles et vulnérables du corps.

J'écoute le Docteur Ledoux et ses arguments sont si convaincants que je me rends à ses raisons. Les soins palliatifs feront du bien à Pascal, c'est l'essentiel… à Pascal dont, quoi qu'il en soit, la fin est proche… et ça, lui et moi, c'est notre affaire et, mon cher amour, dans l'état où tu es, il va falloir s'en occuper ! … C'est-à-dire, au moins sur terre, nous dire adieu.

Quant au Docteur Ledoux il poursuit à mon intention sa piste palliative et me détaille ces « cales » de soutien dégageant, quand c'est nécessaire, les points sensibles du corps du malade alité.

« … Du coton suffit, voyez-vous, du coton cardé ou hydrophile enveloppé dans des morceaux de toile usagée, douce au toucher… et même… »

Je ne l'écoute plus, car soudain je le vois, me prêchant la bonne parole d'une médecine de compassion jusque dans les moindres détails. N'ayant pas ménagé sa peine ni auprès de Pascal ni auprès de moi, il va repartir et soulève sa serviette professionnelle et celle-ci, tant ses épaules se voûtent dans son geste, me paraît plus lourde que lui. Pour une fois voilà, que je le regarde, ce Docteur Ledoux, je le regarde pour lui-même et non pas à propos du malade à visiter. Nous, les proches de ses patients, ne nous soucions que d'eux et de nous-mêmes. C'est légitime, mais en retour lui demande-t-on comment il va, lui, s'il nous supporte à nous ramasser continuellement là où s'affalent nos corps et se brisent nos esprits ? Tout à l'heure je lui criais « non et non et non ! … » en l'accusant d'acharnement thérapeutique contre Pascal et dans ma colère je me serais jetée à sa tête. Il a reçu le choc de ma plainte sans reculer et il me l'a renvoyée éclairée de sa médecine et adoucie de sa compassion.

« J'ai fait mon travail… »

Me dirait-il s'il m'entendait. Et il est vrai qu'il le fait et le fera jusqu'au bout. Le Docteur Ledoux à l'âge de

Pascal, ils étaient ensemble au lycée. C'est notre médecin de famille, le compagnon de nos traverses et le fantassin fidèle de nos champs de bataille. Ce soir, la fatigue lui sort de la peau, je la sens au poids de la serviette au bout de son bras. Il va passer la porte, il sait ma peine et il en a aussi, me tapote l'épaule un peu plus que d'habitude. Je dis :

« Docteur, merci. »

L'appartement est devenu, à mes yeux, le centre du monde et, derrière les vitres, ce que j'aperçois en tirant les rideaux me semble irréel, secondaire en tout cas. L'essentiel se passe ici, les derniers jours de Pascal. Rien d'autre ne compte, ni les cours de dessin où écraser le fusain entre ses doigts ni les librairies où feuilleter les livres d'art ni même les promenades avec Émilie, bras dessus bras dessous, elle me téléphone. Le Docteur Ledoux m'a prescrit une courte sortie chaque soir et cette marche sur ordonnance, je la fais par hygiène, juste le temps de changer d'air. Au retour, le cœur toque, la porte poussée, je soupire…

« Pascal… »,

Pascal qui devient, d'heure en heure, de moins en moins conscient. On le change, le lave, le masse, le panse, le pommade, le retourne, le soulève, le cale, le berce de morphine, le calme d'analgésiques. L'équipe soignante colmate à mesure les brèches de ce navire prenant l'eau de toute part. C'est la lutte pour la qualité de vie, jusqu'à son terme et dans les meilleures conditions possibles. La mort est au bout du voyage comme un port où s'amarrer dignement et entouré de l'affection des siens. Justement je ne quitte quasiment plus Pascal, même la nuit que je passe sur un étroit divan à côté de son lit. Dans la journée je reste assise à son chevet et à l'écoute. Il sait que je suis là, je le sens, je touche son front, ses mains, je brosse ses boucles doucement, le parfume, le rafraîchis, me penche sur lui, lui murmure à l'oreille :

« Ça va aller… »

Je mets de la musique piano pianissimo, en fond sonore, la musique qu'il a tant aimée et que nous avons mangée en tartine, notre pain quotidien, quarante années durant. Il entend, je l'espère, de loin, peut-être, mais s'il peut entendre encore quelque chose de ce monde, c'est bien cette musique qu'il jouait si volontiers aux autres. Ainsi, au fil ralenti des après-midi, quand les toilettes, les soins, les pansements, les piqûres lui laissent quelque répit, j'improvise pour lui des concerts à douce sonorité, les longues plaintes de Wagner aux thèmes répétés, des solos de flûte, le chant d'un piano et surtout ce chant grégorien des moines psalmodiant comme on respire. Ah ! ces moines, à les entendre dans le silence de l'appartement, leur modulation monte et descend en vague paisible et je voudrais tant qu'elle aide mon Pascal à inspirer et expirer avec son poumon restant. Le chant grégorien est bien une respiration toute spirituelle et, à ce titre, elle accompagne ceux qui s'en vont. Pour préserver cette paix ambiante, je marche sur des pantoufles de feutre, on ne sonne plus à la porte, on frappe, j'ai posé un écriteau d'avertissement aux soignants et aux livreurs, le balai fonctionne plutôt que l'aspirateur et le téléphone ne résonne qu'au bout de l'appartement.

« Madame Desfontaines, me répète le Docteur Ledoux qui suit son idée, tout ce que vous faites là, votre mari, même s'il est peu conscient, le ressent à sa manière, et c'est palliatif. Il s'éteint doucement, vous êtes là et, je vous l'assure, il ne souffre pas. »

Pascal, en effet, ne gémit ni ne bouge dans cette prostration où il repose. Je n'en dirais pas autant de moi, car, si je reste calme en apparence, il n'en est rien à l'intérieur, suspendue que je suis à ce souffle ralenti à l'extrême, ralenti au point de le voir expirer. À son chevet je ne quitte plus ce chapelet de buis rustique enroulé autour de mon poignet et dont les grains se plantent dans ma chair tant je les ai serrés et resserrés. Et quand les mots de ma prière ne sortent pas de ma gorge rétrécie, de mon cœur en peine, de ma fatigue accumulée qui me sort de la peau, ces grains de chapelet parlent à ma place. Ils disent : « pleine de grâce… le Seigneur est avec vous… priez pour nous… à l'heure de la mort… » La Vierge Marie est une femme comme moi et elle comprend sûrement ma détresse à contempler ce visage qui s'en va et fut ma joie en ce monde. Je suis si gelée quelque part, si tarie de larmes et de mots qu'auprès d'Elle ce chapelet me remplace.

En fait, j'attends, j'attends quoi ? J'attends que Pascal émerge de sa prostration, j'attends un contact même minime, j'attends un signe de lui, quelque chose comme un adieu. Voilà des jours qu'il ne réagit plus, ne parle plus, ne bouge quasiment plus. Il est là sans y être. La fin est proche, je le sais, je m'y suis préparée à mon corps défendant, à corps perdu, à cœur brisé. Mais, à l'extrême bord de la mort, j'attends qu'on se sépare vivants. Et, ce soir, il y a un tressaillement sur son visage que j'observe passionnément. Je me rapproche de lui le plus possible, à le toucher. Il ouvre les yeux et me regarde :

« Pascal… »

Mon Prince au bois dormant se réveille et je retrouve soudain le visage de sa jeunesse, ces traits, fins, déliés, si sensibles que j'ai tant aimés. Et même il sourit. Il reste faible, je me penche sur lui, tout contre sa bouche et j'entends, je devine plutôt :

« Je n'ai jamais aimé que toi… »

Je fais l'écho en souriant aussi :

« Je n'ai jamais aimé que toi… »

Déjà il pâlit, ferme les yeux, souffle encore :

« Là… haut… »

Et je répète, en larmes,
« Oui là-haut. »

Pascal est désormais dans un coma dépassé, irréversible, synonyme d'une mort cérébrale. Seul le cœur continue à battre. Et me revoilà devant le Docteur L'Ange, bouclée dans mon émotion.

« Alors ? … »,

demande-t-il doucement.

« Dites-moi… ».

« C'est la fin et… »,

ma voix s'étrangle.

« Je sais, reprend-il… je vous écoute… »

« On s'est dit adieu ou plutôt au revoir là-haut, ce là-haut auquel nous croyons, lui et moi. N'empêche ! … »

Dans ma tête sonne le glas et, pour l'accompagner, ce que m'a soufflé Pascal :

« Je n'ai jamais aimé que toi »,

Son aveu ultime auquel j'ai fait écho.

« Vous avez échangé l'essentiel, c'est bien. Il faut maintenant vous préparer à ce qui va venir. Je suis avec vous. »

Lorsqu'on accompagne il faut à certains moments comme les vit Madame Desfontaines et le Docteur L'Ange être dans le faire et la présence. Il est inutile de parler et d'expliquer. Le souffrant, dans ce cas le pré-endeuillé, est submergé par son chagrin et sa peine. Son désespoir est complet. Il semble être au fond. C'est une sorte d'implosion de l'être, une angoisse. L'accompagnant n'existe, n'est que dans l'angoisse. Ce type de souffrance extrême produit parfois des pertes de connaissance ou des passages à l'acte dans une autolyse. La personnalité de l'endurant semble se fondre. Ce sont des troubles très profonds comparables à des dissociations de la personne, de la personnalité que l'on rencontre en psychiatrie. Des manifestations somatiques peuvent exister et peuvent être violentes : des pertes de connaissance, des réactions du système nerveux végétatif ; suivant la fragilité, des problèmes cardio-vasculaires peuvent arriver. L'angoisse vécue peut troubler l'ensemble ressenti comme unique de la personne, dans une comparable dissociation de l'unité de la personnalité vécue dans les angoisses psychotiques.

En effet, dans certaines psychoses, comme la schizophrénie, l'angoisse ressentie de la dissociation de la personne est due à une pathologie psychiatrique et non pas à un trouble réactionnel comme dans la perte. Les angoisses sont dans cette pathologie telles que les malades en sont paralysés, en catalepsie, ne bougeant plus, immobiles, structurés que par celles-ci. Ils ne sont qu'angoisse et ne vivent que ça, c'est l'enfer incarné.

La souffrance et l'angoisse que peuvent vivre des personnes comme Madame Desfontaines sont comparables à une énorme peur et ne dit-on pas que « la peur fige », que « l'on est pétrifié de peur », ne pouvant avoir d'autres ressentis que son envahissement. Bien sûr une thérapeutique médicamenteuse est à mettre en place, mais la présence et le « faire de la présence » sont ici primordiaux. Le « faire de la présence » est cet état « d'être sans action » que doit réaliser l'accompagnant thérapeute, le soignant, être là à côté du souffrant sans vouloir avoir forcément d'action, de but, de structuration. Cette présence permet à l'endurant, dans un repère stable par la non-action, de se référer. Il peut par ce repaire filtrer son angoisse et diminuer les ressentis désagréables. C'est ce que l'on faisait systématiquement ou que l'on fait encore régulièrement en campagne pour un deuil. On rend visite, sans rien dire ou des banalités de circonstances. On se relaie pour ne pas laisser seul l'endeuillé. En communauté on réalise le « faire de la présence ». Le soignant accompagnant est la seule thérapeutique.

Cette situation est très difficile à réaliser, car un phénomène de vase communicant d'angoisse et de mal-être s'impose. L'angoisse et le mal-être du troublé pénètrent pour diminuer et envahir le soignant. Ce dernier vit le malheur de l'autre amplifié dans sa non-adaptation possible puisqu'il a choisi de pratiquer le « faire de la présence ». Il souffre lui aussi et diminue ses seuils d'adaptation à mesure permettant à l'autre de moins souffrir. La démarche doit donc être bien réfléchie et connue pour pouvoir la supporter et permettre d'aider. Mais ce contexte est soignant et il suffit d'être là.

Pascal est mort le surlendemain, au petit matin, et je le tenais dans mes bras. Son dernier soupir, je l'ai cueilli sur ses lèvres puis je l'ai laissé partir. Je lui ai fermé les yeux. Tout est consommé.

Le Docteur Ledoux, que j'ai appelé, est venu signer l'acte de décès. Il avait les larmes aux yeux en m'embrassant, au chevet de Pascal, tout ce temps de la maladie, nous avons été très proches.

Dès lors j'ai dû plonger dans cette comédie noire et nécessaire, un ensemble de démarches ayant le triste avantage d'occuper assez l'endeuillé pour tétaniser en quelque sorte son chagrin. Je ne pleurais pas, je ne sentais rien, raidie sous le choc et débordée dans l'urgence, semblable à un automate.

Elle est bien pétrifiée et envahie de désagréable.

Je me suis retrouvée aux pompes funèbres, un institut taillé sur mesure pour enterrer les morts, et s'occuper de tout à la place des familles concernées. Grâce à ce cérémonial funéraire, rien n'est laissé au hasard. Le défunt est aussitôt pris en main, toiletté, habillé selon les vœux exprimés des proches, peigné, maquillé, oint des produits nécessaires au point, une fois présenté à l'hommage des siens, de paraître guéri et serein et tout à fait tranquille. J'ai dû choisir sur catalogue un cercueil en pin massif et me décider sur les accessoires, capiton compris pour le confort et autres équipements. On m'a assurée, à l'église, d'une petite table adaptée au registre à signatures et que, du domicile au cimetière, un maître de cérémonie et quatre agents en tenue seraient là pour toutes les étapes du convoi. Je pâlissais, serrais les dents tant cette machinerie funèbre me paraissait irréelle, dérisoire dans ses détails, et le ton des intervenants conventionnel au possible. Mais ces gens, en professionnels de la mort, faisaient leur métier et le faisaient bien, me rendant par là même service. Des pompes funèbres je suis passée à la mairie pour un avis de décès conforme et chez le fleuriste, une gerbe de fleurs fraîches couvrirait à ma demande le cercueil en pin massif, une gerbe de lys où lire sur un ruban adhésif : « À mon époux bien aimé. »

D'autre part, il a fallu me séparer de cette équipe palliative que je ne saurais assez remercier de sa vigilance auprès de Pascal. Je les ai tous embrassés, les infirmières et cet étonnant Monsieur Boule. Avec eux sont partis le lit médicalisé, la pompe à morphine et l'arsenal envahissant des remèdes, pansements, cotons et ustensiles, tout le cortège de la maladie. La presse locale a été prévenue par mes soins, car ici, dans cette ville et dans la région, les Desfontaines ont poussé leurs racines contrairement à moi qui les ai laissées derrière moi en passant les Alpes. J'ai dû téléphoner, liste en main, à la parenté de Pascal, neveux et petits-neveux, pour les avertir de son décès et des obsèques. Les Desfontaines sont nombreux et dispersés, je les ai assez peu fréquentés quarante années durant, à part le cousin Rémi, bien sûr, notre associé comptable, aussi soucieux de tradition que je le suis peu. À domicile ont défilé, par la porte laissée entr'ouverte, les résidents de l'immeuble, les commerçants du quartier, les membres de l'Association musicale créée par Pascal, tous ces mélomanes et anciennes pratiques du magasin de famille et même des inscrits au cours de dessin. À ce cortège s'est joint pour un entretien particulier le curé de notre paroisse, le Père Simon que sa soixantaine passée, l'âge de Pascal, n'empêche pas de courir d'une église à une autre. Ensemble nous avons mis au point la messe des funérailles, le rituel de la liturgie lui revient, je me suis souciée simplement de la musique et le Père Simon remarque volontiers que :

« Monsieur Desfontaines a beaucoup fait pour la chorale. »

La chorale chantera ce qu'elle voudra et je l'en remercie d'avance. Mais j'avoue que le chant grégorien dans sa psalmodie et respiration spirituelle répondrait mieux à ma demande. En l'occurrence il ne s'agit pas tant de moi que des proches et fidèles, de leur idée d'une telle cérémonie.

Ce soir, à une heure tardive et ayant cessé de m'agiter, je rejoins enfin Pascal. On l'a installé sur notre lit dans notre chambre, rideaux tirés et veilleuse allumée. Il est beau et tranquille, les mains jointes sur un chapelet, vêtu très simplement selon mes vœux, ses boucles de pâtre grec en ordre, les traits détendus. Il repose. Je me suis installée à son chevet dans le fauteuil à oreillettes du salon où je l'installais ses derniers après-midi à peu près valides. Et je vais le veiller cette nuit, seule, pour un dernier tête-à-tête. Pas question d'avaler quoi que ce soi, malgré les petits plats d'Émilie à mon intention, mon estomac reste noué depuis le décès. L'intérieur de mon corps est asséché, comme un désert, ma salive tarie, une soif incessante me brûle, je bois, je bois et je recommence. Ce décès de

Pascal était prévisible et attendu de jour en jour, d'heure en heure. Tout m'y a préparée et pourtant je suis là, pétrifiée, sous le choc. Je répète :

« Ce n'est pas possible ! »,

Une ineptie, un déni à la réalité, un cri qui me martèle la tête. C'est bien possible, en effet, et c'est arrivé. Il est là et il ne bouge plus, ne respire plus, yeux fermés et lèvres closes, pâle et raide, déjà ailleurs et prêt à se défaire. Ah ! que la mort est cruelle ! On vit quarante ans sans jamais se quitter, ensemble on dort, on s'étreint, on s'attable, on travaille, on se parle, on sort, on rentre et parfois on s'affronte, s'accroche, se dispute, hausse le ton, les caractères s'émoussent, mais finalement le goût d'être ensemble résiste à tout, semblable au ciment, jointant les pierres de taille de la maison et les faisant tenir durablement. Ce goût déraisonnable qui défie l'usure et le temps qui passe subit l'érosion du quotidien et l'atteinte des saisons, ce goût c'est celui de l'amour conjugal, sage et fou à la fois, pour le meilleur et pour le pire… jusqu'à ce que mort s'ensuive. Et justement la mort est là et avec elle le terme de cet amour sur terre. Pascal n'est plus et je reste. Je vais veiller ce corps présent et croire, ma foi aidant, à son Esprit… là-haut.

Émilie m'a trouvée ce matin-là dans le fauteuil à oreillettes et au chevet de Pascal.

« Buvez et mangez cette tartine, il le faut… » »

C'était sans réplique et j'ai obéi. J'ai été vite prête, vêtue de noir et le cœur en berne. Alors s'est déroulée cette journée des obsèques, impitoyable pour l'endeuillé, un rêve éveillé où il suffit de tenir debout jusqu'à la fin du spectacle. Le cercueil est monté facilement dans le grand escalier de la maison Desfontaines. L'appartement a été envahi, les employés des pompes funèbres avaient l'œil à tout, réglaient ce noir ballet à la chorégraphie précise, faisant circuler les proches, les voisins. Des voitures se garaient à la file dans notre rue. À la mise en bière j'ai regardé Pascal qui déjà se défaisait, cette mise en boîte effectuée, on a posé le couvercle, on l'a laissé. À l'église de notre paroisse, la messe a été très suivie, la chorale excellente et le Père Simon éloquent sur les mérites du défunt. À chaque marche à descendre pour cette inhumation sans faille je suivais en automate le maître de cérémonie et ses directives :

« Par ici, Madame, par là… » »

Au cimetière on s'est regroupé entre proches, le cousin Rémy à ma droite, Émilie à ma gauche et le Docteur Ledoux dans mon dos pour me soutenir au cas où. Le Père Simon récitait les prières rituelles et les cyprès sombres frémissaient. Le cercueil de Pascal est descendu encordé dans le caveau de la famille Desfontaines aux côtés des cercueils de ses parents. Cette mise au tombeau était bien le point d'orgue de tout cela… avec cette croix de pierre dressée là en signe de foi. Le soir des obsèques, je suis rentrée seule à la maison, après avoir reçu et restauré en ville la parenté de Pascal qui s'était déplacée en dernier hommage. Je les avais assez peu fréquentés, mais c'était sa famille.

« Merci d'être venus, encore merci, ça va aller… »

Ces civilités, je les débitais machinalement et dans le vide. Et les accolades des adieux n'avaient pas plus de consistance, serrant contre moi des corps de brouillard ou d'écume, le seul corps véritable ayant emporté avec lui la réalité de ce monde.

L'appartement, lui, la porte poussée, sonne creux, à la fois grotte profonde et désert infini, avalant le mobilier, noyant d'ombre l'espace, et m'entraînant dans les ténèbres. Cette noirceur à ses bruits que renforce tout ce vide, les armoires craquent, mon cœur bat fort, mes pas claquent sur les dalles. Allez, émerge, allume les lampes, déchausse-toi, enlève sans tarder cette vêture des funérailles désormais inutile, tu peux t'habiller des couleurs de l'arc-en-ciel, le deuil en noir, tu le portes en toi ! De pièce en pièce, ce cortège sonore t'accompagne, les portes grincent, la vaisselle tinte au moindre geste, les bols s'entrechoquent, l'horloge à ses déclics, jusqu'au fauteuil à oreillettes du salon qui craque aux jointures quand je m'y appuie. Et finalement je comprends ce que j'entends là et ne remarquais pas d'habitude. C'est la voix de ma solitude, ce creux où tu vas devoir vivre à présent. La vie à deux a sa double partition, quelle qu'elle soit, où l'un répond à l'autre. En solo, le chant est réduit de moitié et cette moitié qui manque de moitié restante, reste à s'en contenter.

Les jours suivants j'ai eu peu de temps pour des états d'âme. Les démarches nécessaires m'ont occupée et je m'y suis livrée avec une sorte de rage pour combler ce manque énorme de Pascal, cette absence durable à donner le vertige. D'autant que ce défunt dont la perte est si nouvelle, ces mêmes démarches vous le rappellent sans cesse, les papiers à remplir défilent ses coordonnées, les condoléances, le courrier commentent son histoire et le propre intéressé n'est plus là, il s'est absenté. Chez le notaire j'ai mesuré ce que Pascal laissait derrière lui et dont j'héritais sans conteste ni partage. Ses libéralités heureusement m'avaient libérée du superflu et assuré le nécessaire. Maître Loyal, pour sa part, regrettait discrètement ces largesses du fils Desfontaines au profit de la musique, un art qu'il respectait, mais sa fonction le portait plutôt aux biens acquis que perdus. Je ne voyais pas les choses sous cet angle et j'avais partagé les folies douces de mon berger d'Arcadie. J'ai quitté dès que possible l'étude en question et ses registres étiquetés, la succession était en route, les administrations satisfaites et le bureau de Pascal disparaissait sous les papiers. Ce même bureau, je me l'étais approprié par la force des choses, y faisant pas à pas mon apprentissage de deuil, car, à être deux, même mélomanes, on se prête main-forte et, à être deux, l'un se charge de ceci et l'autre de cela. À être seule, tout à coup, aux écritures, aux comptes, à table, dehors, dedans, et au lit, épaule contre épaule, la différence pèse lourd.

Il est temps de me retrouver en grand deuil devant le Docteur L'Ange, lequel, tout au long de la fin de la maladie de Pascal n'a cessé de me préparer à sa mort par tous les moyens.

« Métabolisez… »

M'a-t-il répété,

« Changez-en vous-même, adaptez-vous à ce qui vient, préparez-vous au terme. »

Le terme est là.

« Vous vous sentez mal. »

Observe-t-il doucement.

« Docteur, que vous dire ? Je me sens perdue, perdue dans le désert et j'ai soif, soif de la présence de Pascal et je suis remplie de chagrin, je suis chargée d'épuisement, j'ai soif d'une paix impossible. »

« Pourquoi, impossible ? »

« Parce que mon Pascal est parti, que la mort est passée et que je reste seule ! »

« Madame Desfontaines, il vous faut vivre désormais dans une autre réalité. Ce "là-haut" que vous avez échangé, votre mari et vous, comme une promesse, y pensez-vous ? C'est le moment de faire de cet "en haut" la pierre angulaire de votre deuil et le fondement de cette nouvelle réalité. Dans cet "en haut" de votre foi, vous vivrez ainsi avec votre époux et non plus dans la chair, mais dans une dimension spirituelle, c'est-à-dire autrement. »

« Cet "en haut", j'y crois, Docteur, reste à en vivre. »

« Cette capacité spirituelle vous l'avez en vous tel un noyau caché qu'il suffit de libérer pour vous transfigurer dans cet "autrement". »

« Pour l'heure, voyez-vous, je nage en pleine confusion. Prier ? Je ne peux pas, la source est tarie, aller à la messe, aux offices, je n'y vais pas. »

« Eh bien, ne priez pas, ne vous obligez pas à la messe, soyez patiente avec vous-même et collectionnez plutôt partout où vous les relevez les souvenirs de votre mari, ses empreintes sur les meubles et les choses, sur ses instruments de musique, ses traces dans votre décor, son odeur aussi dans les coussins ou les rideaux, ses vêtements ; bien sûr, ce qui rend quelqu'un présent et précieux quelque part. Ces souvenirs, une fois respirés, recueillis, reconnus, faites-en non pas votre présent où vous complaire dans la morbidité, mais votre passé dont vous nourrir pour continuer à vivre et même et mieux revivre. Il ne sert à rien de piétiner le bonheur perdu, gardez-le dans votre cœur et qu'il vous aide à renaître. »

« Docteur, encore un aveu avant de nous quitter. Je vais souvent au cimetière sur la tombe de Pascal et, si je m'écoutais, j'irais tous les jours. »

« Allez-y dans la mesure où c'est un soutien pour vous et non une désolation. C'est un lieu de rendez-vous entre la vie et la mort et chacun y teste et vérifie ses convictions, ses intuitions sur son propre destin. Les corps reposent au cimetière et se défont jusqu'à la poussière. Et ce qu'il advient de leur noyau d'éternité et les transcende, les endeuillés se posent la question et à chacun d'y répondre. »

Je suis repartie avec cette clé de deuil… Autrement je l'appellerai, autrement cette clé noire pour vivre dans une autre réalité, justement cette réalité qui m'attend au cimetière.

Jusque-là, je les fuyais, ces jardins publics où l'on se promène dans les allées non pas pour les statues et les fontaines, mais pour visiter les morts, ces gens qu'on ne voit pas, qu'on n'entend pas. Des cimetières j'aimais seulement les cyprès, ces flammes sombres autour des tombes et je passais vite mon chemin. Aujourd'hui j'y reste et les considère autrement.

Marcher en ce lieu de silence n'est troublé que par des bruits menus de gravier, de sécateur et d'arrosoir, des chuchotements et des chants d'oiseaux. Arrivée à la tombe de Pascal, je m'arrête, m'agenouille et je passe là un moment, l'après-midi, le temps justement d'arrêter le temps, ce temps où je vis dans la chair et le rejoindre dans cette nouvelle réalité où il vit désormais. À mes premières visites, je pleurais d'horreur à l'idée de ce qui se défaisait là sous la pierre. Puis ce lieu si tranquille où les anges veillaient statufiés à l'ombre des croix m'a fait du bien. Et je ne pleure plus maintenant, mon chagrin est entier et je serai seule ce soir. Du désespoir je suis passée à une mélancolie positive. Nous ne vieillirons pas ensemble. Pourtant, à penser à Pascal autrement, là où il est et m'attend, et non pas ici en poussière, je goûte une paix naissante qui va, je l'espère, me permettre de revivre.

Merci infiniment à vous de nous avoir lus…

Du même auteur

Nathalie RIVIÈRE:

• *Marguerite chez les mutants*, Éditions la Pensée Universelle, Paris, 1978

Docteur Jacques JAUME avec Nathalie RIVIÈRE :

• *L'initiation par la lumière*, Éditions Abatos, 2014

• *À la rencontre de la douleur*, Éditions Abatos, 2014

• *À la rencontre de la souffrance*, Éditions Abatos, 2014

• *L'hypnose, le meurtre de la rue Cuvier - Du magnétisme animal à l'hypnose,* Éditions Abatos, 2014

• *L'étrange combustion de Tristan Thibaud - Les combustions humaines spontanées*, Éditions Abatos, 2015

• *Le templier de Saint-Gilles - Le secret des templiers*, Éditions Abatos, 2015

• *Le mystère du livre qui tue*, Éditions Spinelle, 2023

• *Ces deuils dont on ne parle pas : les deuils anténataux,* Éditions L'Harmattan, 2023

• *Voyage au cœur du deuil*, Éditions L'Harmattan, 2023

Docteur Jacques JAUME :

• *Hypnose collective et profil psychologique,* Thèse de médecine, Université de Montpellier, Faculté de médecine de Montpellier-Nîmes, juin 1988

• *Étude d'un traité de pulsologie occidentale du XVIe siècle. Comparaison avec la pulsologie chinoise,* Mémoire de fin d'études, DIU d'acupuncture, Université de Montpellier, Faculté de médecine de Montpellier-Nîmes, 1989

• *Étude sur la psychologie de la douleur, sa prise en compte dans l'évaluation du préjudice patrimonial et extrapatrimonial*, Université de Montpellier, Faculté de médecine de Montpellier-Nîmes, Institut de médecine légale et de médecine sociale, juin 1992

• *Sentir son vécu - L'harmonie par les parfums*, Éditions Accarias l'Originel, 1998

• Collaboration à *Médecine et religions. L'accompagnement médical dans le respect des croyances de chacun*, sous la direction de Maurice Crouzet, Éditions Siloë, 1998

• *Les pouvoirs insoupçonnés du corps - La révélation du corps glorieux*, Éditions Dervy, 2002

• *L'algologie - La médecine qui soigne la douleur*, Éditions Dervy, 2003

• *Le syndrome des jambes sans repos - Une approche de la pénibilité*, Éditions Jouvence 2004

• *Trattato pratico di algologia - Un approccio completo e aggiornato alle terapie contro il dolore*, Edizioni Red ! Milan, 2006

• *Les tics : s'en libérer*, Éditions Jouvence, 2006

• *Le feu secret, de la combustion humaine spontanée au miracle de l'incendium amoris*, Éditions François Xavier de Guibert, 2006

• *Vivre l'après*, Éditions Dervy, 2007

• *Douleurs, Souffrances et violence au cours des initiations*, Éditions Abatos, 2013

• *Du magnétisme animal à l'hypnose*, Éditions Abatos, 2014

• *E-learning Douleur*, plateforme e-learning Tamari 06, 2015

• *La Douleur*, Collection : Éthique et pratique médicale, Éditions L'Harmattan, 2022

• *Proposition de l'Étude du Vécu du Mourir - À la Recherche d'une autre Dimension - La Thanatognosologie © - Le Message des Baptistères*, Éditions Spinelle, 2024

Participation à des publications collectives :

• Contribution à l'élaboration du *Rapport d'information sur les problèmes posés, en France, par le Traitement de la douleur* présenté par le sénateur Lucien Neuwirth le 14 décembre 1994

• *Modalités de prise en charge de l'adulte nécessitant des soins palliatifs* sous l'égide de l'Agence Nationale d'Accréditation et d'Évaluation en Santé (ANAES), décembre 2002

• *Le thesaurus Cercle d'Ajustement des Pratiques professionnelles Douleur-Enfant*, édité par l'association Vigilance Douleur enfant avec le parrainage de l'Association française de Pédiatrie Ambulatoire et de la Société Française de Pédiatrie, Éditeur exécutif : Éditions Acalis, 2004

• *La prescription des anxiolytiques et des hypnotiques,* en partenariat avec l'Assurance maladie, la Mutuelle Sociale Agricole, l'Assurance maladie des Professions indépendantes, 2005

• *L'éducation thérapeutique du patient*, approche juridique, avec le Professeur François Vialla, directeur du Centre Européen d'Études et de Recherche Droit et Santé, Faculté de droit de Montpellier, 2010

• *Modélisation pour l'Éducation Thérapeutique du Patient en douleur chronique,* avec l'IREPS, hétéroévaluation avec l'école Centrale de Paris

• Actes du XXV congrès national AFPEN - Montpellier 2017 Association française des psychologues de l'éducation nationale : *De l'enfant pensé... à l'enfant pensant... Accompagnement de l'enfant en phase de scolarisation par le médecin*

Jacques Jaume est producteur et animateur sur Radio Alliance Plus (103.2 FM) de « Votre Santé, un trésor » (podcasts sur radioallianceplus.fr).
Il participe à des émissions radiophoniques sur Radio Ecclésia.

Contact sur le site docteur-jacques-jaume.fr et sur Facebook.

Structures éditoriales du groupe L'Harmattan

L'Harmattan Italie
Via degli Artisti, 15
10124 Torino
harmattan.italia@gmail.com

L'Harmattan Hongrie
Kossuth l. u. 14-16.
1053 Budapest
harmattan@harmattan.hu

L'Harmattan Sénégal
10 VDN en face Mermoz
BP 45034 Dakar-Fann
senharmattan@gmail.com

L'Harmattan Cameroun
TSINGA/FECAFOOT
BP 11486 Yaoundé
inkoukam@gmail.com

L'Harmattan Burkina Faso
Achille Somé – tengnule@hotmail.fr

L'Harmattan Guinée
Almamya, rue KA 028 OKB Agency
BP 3470 Conakry
harmattanguinee@yahoo.fr

L'Harmattan RDC
185, avenue Nyangwe
Commune de Lingwala – Kinshasa
matangilamusadila@yahoo.fr

L'Harmattan Congo
219, avenue Nelson Mandela
BP 2874 Brazzaville
harmattan.congo@yahoo.fr

L'Harmattan Mali
ACI 2000 - Immeuble Mgr Jean Marie Cisse
Bureau 10
BP 145 Bamako-Mali
mali@harmattan.fr

L'Harmattan Togo
Djidjole – Lomé
Maison Amela
face EPP BATOME
ddamela@aol.com

L'Harmattan Côte d'Ivoire
Résidence Karl – Cité des Arts
Abidjan-Cocody
03 BP 1588 Abidjan
espace_harmattan.ci@hotmail.fr

Nos librairies en France

Librairie internationale
16, rue des Écoles
75005 Paris
librairie.internationale@harmattan.fr
01 40 46 79 11
www.librairieharmattan.com

Librairie des savoirs
21, rue des Écoles
75005 Paris
librairie.sh@harmattan.fr
01 46 34 13 71
www.librairieharmattansh.com

Librairie Le Lucernaire
53, rue Notre-Dame-des-Champs
75006 Paris
librairie@lucernaire.fr
01 42 22 67 13

www.ingramcontent.com/pod-product-compliance
Lightning Source LLC
LaVergne TN
LVHW051407061026
849535LV00009B/3414